传世名方

——医治呼吸病的大医之法

主　编　魏睦新　王　霞　井昶雯
副主编　殷　鸿　包　林　陆培华
编　委　王　岚　王　瑶　余中方
　　　　李　晨　周定华　范尧夫
　　　　赵敏敏　鲁雅娟

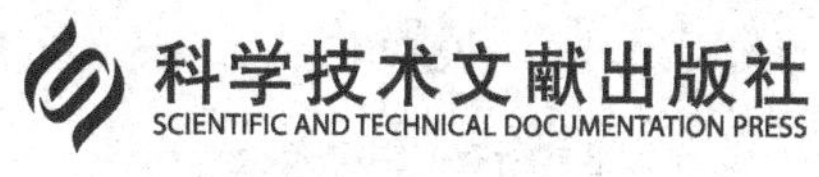

科学技术文献出版社
SCIENTIFIC AND TECHNICAL DOCUMENTATION PRESS
·北京·

图书在版编目（CIP）数据

医治呼吸病的大医之法/魏睦新，王霞，井昶雯主编．—北京：科学技术文献出版社，2015.6（2025.2 重印）

（传世名方）

ISBN 978 - 7 - 5023 - 8731 - 0

Ⅰ.①医…　Ⅱ.①魏…　②王…　③井…　Ⅲ.①呼吸系统疾病—验方—汇编　Ⅳ.①R289.5

中国版本图书馆 CIP 数据核字（2014）第 047116 号

传世名方——医治呼吸病的大医之法

策划编辑：薛士滨　责任编辑：薛士滨　责任校对：赵文珍　责任出版：张志平

出　版　者　科学技术文献出版社
地　　　址　北京市复兴路 15 号　邮编　100038
编　务　部　（010）58882938，58882087（传真）
发　行　部　（010）58882868，58882874（传真）
邮　购　部　（010）58882873
官 方 网 址　www. stdp. com. cn
发　行　者　科学技术文献出版社发行　全国各地新华书店经销
印　刷　者　北京虎彩文化传播有限公司
版　　　次　2015 年 6 月第 1 版　2025 年 2 月第 4 次印刷
开　　　本　710×1000　1/16
字　　　数　180 千
印　　　张　12. 25
书　　　号　ISBN 978 - 7 - 5023 - 8731 - 0
定　　　价　29. 80 元

丛书编委会

前言

进入21世纪，现代科学的发展日新月异。与此形成鲜明对照的是有2000多年悠久历史的传统中医学，不仅没有被遗忘，反而越来越引起人们关注。不仅国内，美国等发达国家都相继承认了传统医学的合法地位，美其名曰"补充和替代医学"。根本原因在于其临床的有效性。尤其是慢性病的调理，疾病的康复保健方面，中医中药有不可替代的地位。名老中医是中医学特有的智力资源，其在长期的临床实践中提出的学术观点、创建的辨证方法、凝练的高效新方剂和传承的家传绝技更是医学宝库中的璀璨明珠。当代名医名方，作为这种经验传承的载体，为我们继承中医、弘扬中医提供了宝贵的财富。更为中医爱好者和患者朋友研习中医提供了丰富的内容。

作为名医名方整理，目前市场上已经有许多版本问世，有的以医家为纲，汇总单科疾病各家经验；有的以病名为纲，记载各家对某病的论述。毫无疑问，这些对于读者都很有帮助。但是我们觉得：中医的精华在辨证论治，而理、法、方、药是中医的完整体系。法从证出，方从法立，以法统方。在浩如烟海的名医案例面前，如果能够经过作者的努力，以方为纲，把相同相近类方的名家验案汇集在一起，肯定会对读者的临证研习有更大的裨益。在这种思想指导下，本书的名医名方，不拘于一家，博取众家之长，广撷著名医家治疗疾病的绝技妙方，以临床各科疾病西医病名为纲，详细介绍名医诊治经验，名医效验方。编写次序，先述其常，与读者共同温习；再论其变，以方剂为纲，汇集各家经验，并加按语评述，力图揭示其中医治法理论的科学内涵，方剂配伍的客观规律，处方用药的独到精妙，与读者共同赏析名家思想，有助于读者启迪思路、触类旁通，丰富辨证思路，提高临床疗效。本书以浅显易懂的科普式编排，更方便非专业读者的学习、阅读和获取知识信息。

将名老中医的学术经验和传世名方挖掘整理、升华提高,其意义重大,刻不容缓。对于中医药工作者来说,振兴中医中药事业,造福全人类,更是一项义不容辞的历史使命。对于热爱中医学的读者来说,本系列丛书从西医学浅显易懂的疾病名入手,具体地分析每个疾病的概要、病因病机、名验方进行叙述。名验方均包含多位名医的验方,使读者阅此一本书,即览众家之长。

对于博大精深的中医文化,变化无穷的传世名方,编著者的理解可能还很肤浅。如果本书对于中医爱好者和患者朋友的疾病康复养生保健能有一点帮助,将是我们最大的荣幸。也恳切地希望读者朋友能给我们提出宝贵意见,以便有机会再版时加以完善。(电子邮箱 weimuxin@njmu. edu. cn)

魏睦新

于石城南京

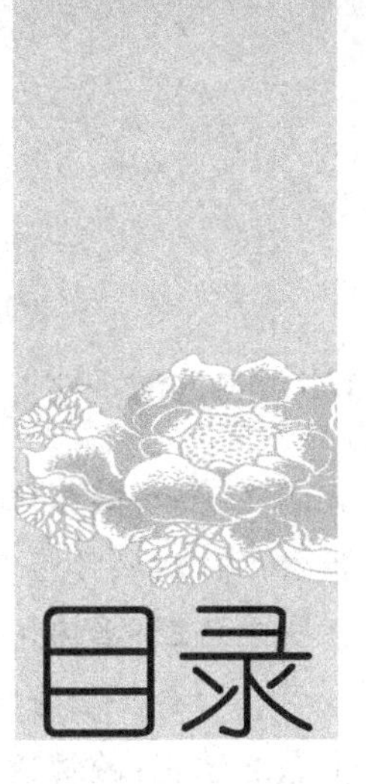

目录

第1章 急性上呼吸道感染，不用怕，传世名方有办法

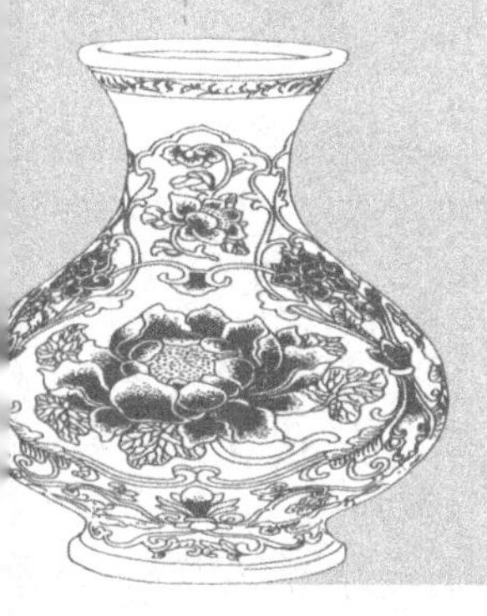

上呼吸道感染是指鼻腔至喉部环状软骨下缘之间的黏膜感染，是最常见的感染性疾病。常见病原体为病毒，少数是细菌。临床表现主要分为普通感冒型和流行性感冒型。普通感冒型又称急性鼻炎或上呼吸道卡他、伤风，局部鼻咽部症状较重，如出现鼻塞、流清涕、打喷嚏、咽痛等，全身症状轻或无；可见鼻黏膜充血、水肿、有分泌物，咽部轻度充血；血常规白细胞计数偏低或正常，淋巴细胞比例升高；病毒分离在成人多为鼻病毒，儿童多为呼吸道合胞病毒。一般5~7天多自愈。而流行性感冒简称流感，该病起病急、有传染性、症状易变、以全身中毒病状为主、呼吸道症状较轻。有畏寒、高热（39~40℃），全身不适，腰背四肢酸痛，乏力，头痛、头昏，喷嚏、鼻塞、流涕、咽痛、干咳、少痰。查体呈重病容，衰弱无力，面潮红，鼻咽部充血水肿，肺下部有少量湿啰音或哮鸣音。白细胞减少，淋巴细胞相对增多。若继发细菌感染可有黄脓痰、铁锈痰、血痰、胸痛，白细胞总数、中性粒细胞增多，病程3~5天。

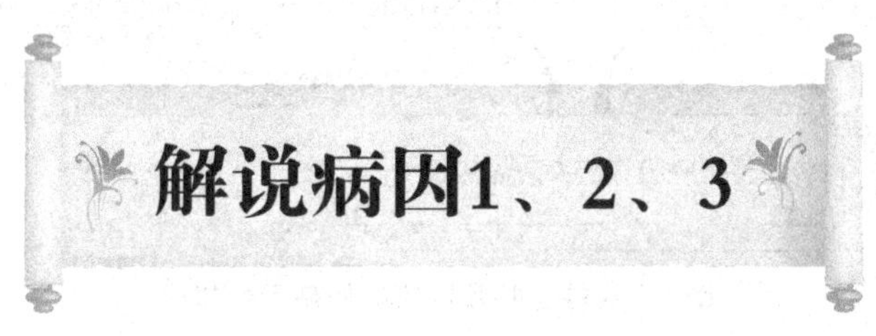

解说病因1、2、3

1. 外邪疫毒入侵

外感六邪，其中以风邪为主。“风为百病之长”，“风者，百病之始也。”不同季节，与当令之气相合伤人，而表现为不同证型，如秋冬之季，风与寒合，多为风寒证；春夏之季，风与热合，多见风热证；暑湿之时，多为风暑夹湿证；金秋时节，常为风燥伤津证。而时行疫毒是一种具有强烈传染性的外在致病因素，从口鼻而入，有传染性，易于流行。多由四时六气失常，非其时而有其气伤人致病。在这种情况下，人体抗御外邪的能力相对减弱，造成在同一时间、同一地区大面积发病，且不限于季节性。时行病毒也可兼夹寒、热、暑、湿、燥邪，但以风寒、风热居多。

2. 正气亏虚，卫表不固

《素问·刺法论》说：“正气存内，邪不可干。”如先天禀赋不足或后天起居不当，劳作过度，正气耗伤，腠理不密，卫表不固，外邪乘袭，发于此病。

本病的发生主要是感受风、寒、暑、湿、燥、火六淫之邪所致，其中以感受风邪为主，风邪袭人，不论何处感受必内归于肺，而风性轻扬，故“伤于风者，上先受之”，风邪侵袭人体，先入肺卫。平昔元气虚弱，或饮食劳倦伤及脾胃，致脾肺气虚，或中虚卫弱，不能输精于肺，肺气虚则不能输精于皮毛，致表卫不固，腠理疏松，易感风邪而发病。亦有素体阳虚、阴虚，或病后、产后调摄不慎，阴血亏损，复感外邪而发病。肺卫被邪所困，故见发热、咽痛、咳嗽等上焦症状。病位在肺，与心、肝、脾有关(图 1)。

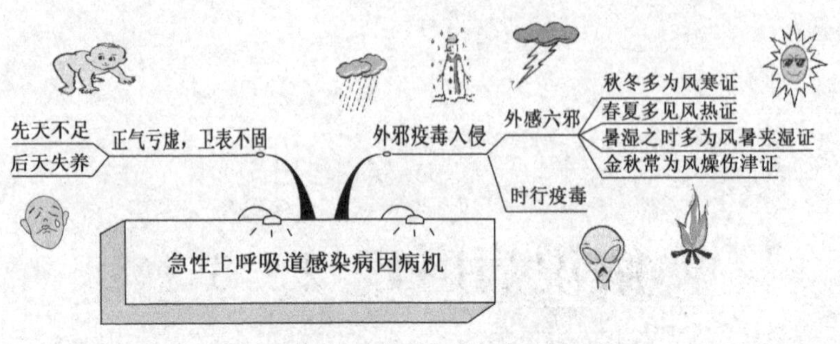

图1　急性上呼吸道感染的病因病机

中医治病，先要辨证

1. 风寒束表证

恶寒发热、咽痒、头痛、身痛、喷嚏，咳嗽、鼻塞、时流清涕、痰清稀色白、无汗，脉浮紧。治宜疏风散寒、解表宣肺。药用荆防败毒散加减。咳嗽重者，加杏仁、前胡各10g，菊花5g；咳痰黄稠者，加瓜蒌皮、黛蛤散(包)、浙贝母各10g；咽部红肿者，加土牛膝根、山豆根各10g；壮热、便秘者，加玄明粉10g、枳实5g、生大黄3g。

2. 风热犯表证

发热，微恶寒、喷嚏、咳嗽、汗出不畅、咽喉疼痛、头痛且胀、咽喉红肿、鼻塞涕浊、痰黏稠；舌红少津、脉浮数。治宜疏风清热、解表宣肺。方用银翘散加减。咽痛加射干、青黛；发热明显加生石膏；伴咳嗽加桑叶、杏仁、前胡。

3. 外感暑湿证

高热不退，或身热不扬，汗出不畅，头痛，倦怠，泛恶，鼻塞流涕，咳嗽，舌尖红，苔白腻，脉数。方用新加香薷饮加减。热重心烦，加炒栀子、淡豆豉；偏湿重，加佩兰、滑石；呕逆，加竹茹、半夏。

4. 气虚感冒证

恶寒发热、头痛、倦怠乏力、鼻塞、咳嗽、气短懒言、痰白，舌淡苔白、脉浮无力。治宜益气解表。方用参苏饮加减。如恶寒重，四肢欠温，语音低微，舌淡胖，脉沉细无力，为阳虚外感，当温阳解表，用再造散加减。若平素表虚自汗、易受风邪，可用玉屏风散益气固表，以防感冒（图2）。

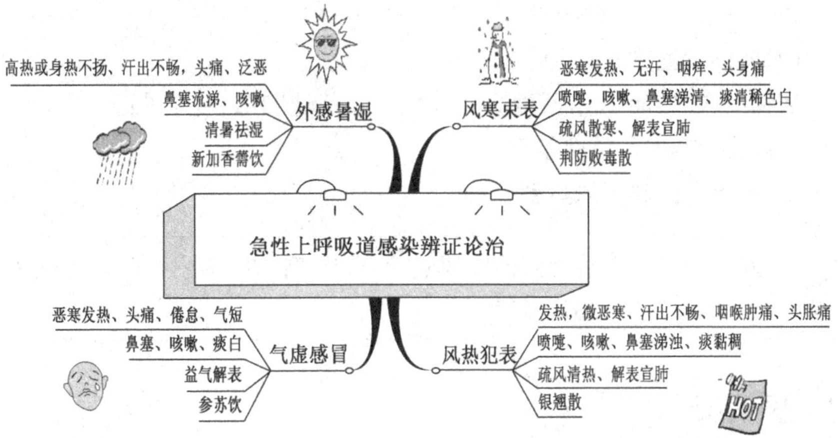

图2　急性上呼吸道感染的辨证论治

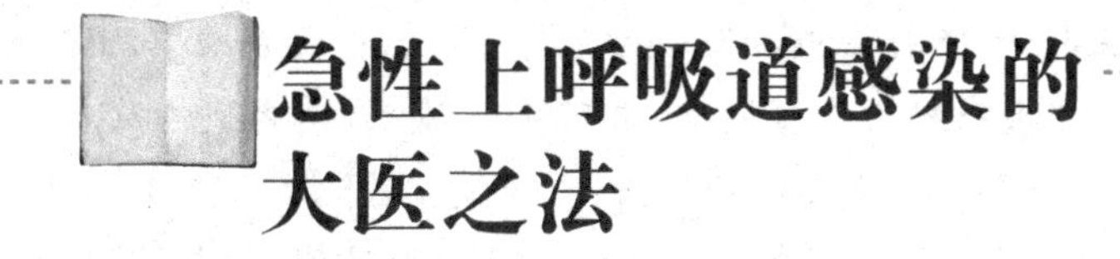

急性上呼吸道感染的大医之法

大医之法一：疏风清热方

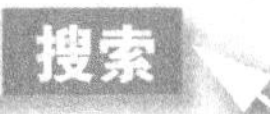

搜索

(1)禹云梅验方

药物组成：香附6g，苏梗6g，陈皮6g，瓜蒌皮10g，玄参15g，天花粉10g，浙贝母10g，海蛤壳30g，柴胡10～15g，杏仁10g，桔梗10～15g，枳壳6g，黄芩15～20g，川椒6g，甘草4g。

功效：和解退热，宣肺解表。

主治：急性上呼吸道感染风热型。

[禹云梅．清上温下法治疗时行感冒风热证 120 例．光明中医，2010,25(7):1179～1180]

(2)刘国安验方

药物组成:柴胡 10g,石膏 20g,羌活 20g,葛根 10g,甘草 6g。

功效:解表和里,清热解毒。

主治:流行性感冒风热型。

[刘国安．柴石解毒汤治疗风热感冒 45 例．中国中医药现代远程教育,2008,6(10):1197～1198]

大医有话说

风热感冒,是风热之邪侵袭人体所引起的以发热重、恶寒轻或汗出不畅等为主要临床表现的常见外感病。禹云梅方适用于时行病毒引起的风热感冒。时行感冒与岁时有关。《诸病源候论》“因岁时不和,温凉失节,人感乖戾之气而生病者,多相染易”,此病起病急,高热,全身症状重,具有较强传染性。作者分析其病机为表里同病,邪气陷入厥阴,而形成厥阴寒热反复,上热下寒,寒热错杂症。因而拟定治法:表里同治,平调寒热,和解退热。方中香附性平,无寒热之偏,味辛能散,微苦能降,微甘能和,与苏梗、枳壳、陈皮合用可理气疏表,杏仁、桔梗宣降肺气,利咽祛痰,止咳定喘;瓜蒌皮、天花粉、玄参、浙贝母、海蛤壳合用清泻肺热,泻火解毒利咽喉,清热散结,化痰止咳;黄芩清热解毒利咽,清上焦热;柴胡平少阳、厥阴之邪热,和解退热;川椒辛热纯阳,入脾胃肾经,温中止痛,暖脾止泻,少佐起温下之用。方中苏梗、黄芩并能安胎。而刘国安方重在解表和里、疏肝解郁。现代药理研究表明,柴胡中含柴胡皂苷 b_1、b_2、b_3、b_4、cd 等多种,并含芸香苷、槲皮素等多种黄酮、多种脂肪酸及挥发油。柴胡中的皂苷及挥发油有明显解热作用,中等剂量能退热,但体温不能降至正常;大量(每日 50g 煎服)能使升高体温急剧下降至正常。石膏清气分之热,使营血热毒外泻,现代药理研究显示,石膏具有抗病毒、促进细胞免疫、清除炎性渗出等作用。羌活具有解表,祛风胜湿止痛的作用。葛根则能解表透疹,生津止渴,葛根浸液有明显解热作用。方味苦,性微寒,共起解表和里、疏肝解郁等作用。

大医之法二：疏风散寒方

搜索

(1)黄伟验方

药物组成：麻黄 10g，桂枝 10g，杏仁 10g，生甘草 5g，生白芍 10g，连翘 10g。

功效：辛温解表，宣肺散寒。

主治：急性上呼吸道感染风寒型。

[黄伟．加味麻黄汤治疗夏季风寒型感冒 106 例．中国中医药信息杂志，2000，7(7)：57～58]

(2)刘绪银验方

药物组成：葛根 12g，麻黄 9g，桂枝 6g，生姜 9g，甘草 6g，芍药 6g，大枣 12 枚。

功效：温经散寒，舒通经络。

主治：急性上呼吸道感染风寒型。

[刘绪银．葛根汤验案 5 则．国医论坛，1996，11(4)：13]

大医有话说

风寒感冒是由于风寒外袭，卫阳遏，营阴郁闭，肺气失宣所引起，治疗当解表宣肺以除外邪，化湿和中以畅气机。黄伟验方基本方为麻黄汤，出自《伤寒论》。风寒伤人肌表，毛窍闭塞，肺气不宣，卫气不得外达，营气涩而不畅，所以外见恶寒发热、头痛、身疼、无汗、脉浮，内见喘逆。此时，当发汗解表，宣肺平喘，使肺气宣，毛窍开，营卫通畅，汗出而在表之风寒得解，诸症悉除。麻黄味苦辛性温，为肺经专药，能发越人体阳气，有发汗解表、宣肺平喘的作用，所以是方中的君药。由于营涩卫郁，单用麻黄发汗，但解卫气之郁，所以又用温经散寒，透营达卫的桂枝为臣，加强发汗解表而散风寒，除身疼。本证之喘，是由肺气郁而上逆所致，麻黄、桂枝又都上行而散，所以再配降肺气、散风寒的杏仁为佐药，同麻黄一宣一降，增强解郁平喘之功。炙甘草既能调和宣降之麻、杏，又能缓和麻、桂相合的峻烈之性，使汗出不致过猛而伤耗正气，是使药而兼佐药之义。麻黄得桂枝，一发卫分之郁，一透营分之邪，所以有学者评麻黄汤曰：此为开表逐邪发汗之峻剂也。而刘绪银使用葛根汤治疗风寒感冒，主要成分为葛根素、甘草酸等。此方为桂枝汤加麻黄葛根，麻黄佐桂枝发太阳荣卫之汗，葛根君桂枝解阳明肌表之邪，不曰桂枝汤加麻黄葛根，而以葛根命名者，其意重在阳明。现代药理研究表明：葛根汤提取物颗粒的水溶液，能明显抑制唾液酸酶，而唾液酸酶是与病毒、细菌等微生物感染、增殖有关的酶之一。还有抗炎止痛作用和解肌扩管降压作用。此外，葛根汤中葛根的主要成分葛根素，还可能通过抑制环氧化酶的活性来抑制前列腺素的合成起退热效应。全方具有温经散寒，舒通经络的作用，使风寒湿邪由表而解，气血调和，脉络畅通。

大医之法三：祛表除湿方

搜索

(1)樊遂明验方

药物组成：黄芪、苍术、升麻、人参、白术、橘皮、神曲、泽泻、炙甘草、黄柏、当归、麦冬、青皮、葛根、五味子。

功效：清暑益气，化湿和中。

主治：急性上呼吸道感染暑湿型。

[樊遂明．清暑益气汤治疗小儿夏季热 54 例．吉林中医药，2005，25(7)：36]

(2)夏代宇验方

药物组成：金银花 15g，杭菊花、广藿香、淡竹叶、桑叶各 9g，薄荷 6g。

功效：疏风清热，祛暑化湿。

主治：伤暑之暑湿袭表证。

[夏代宇．银菊凉茶治疗伤暑 40 例．四川中医，2002，20(9)：39]

大医有话说

伤暑为暑季的常见病、多发病。伤暑之名，出于《素问·刺志论》："气盛身寒，得之伤寒；气虚身热，得之伤暑。"中医认为，暑湿伤表，表卫不和，故发热，周身酸痛；暑湿上犯清空，则头晕头疼，胃失和降则呕吐；暑为阳邪，易伤津耗气，故见心烦口渴，尿短赤；舌苔黄腻，脉濡数均为暑湿内蕴之象。樊遂明所用的清暑益气汤，出自《温热经纬》，由黄芪、苍术、升麻、人参、白术、橘皮、神曲、泽泻、炙甘草、黄柏、当归、麦冬、青皮、葛根、五味子共15味药组成。方内主药人参、黄芪、甘草等合麦冬、五味子补气固表，敛阴生津；苍术、白术、青皮、橘皮、神曲、升麻、葛根等多味并用，具芳香辛苦行散之性，可健脾去湿，通阳解表，流通经络。外可走肌肤经络驱暑湿于表，内可醒脾胃化湿浊于里。整个组方亦补亦散，亦清亦敛，升阳益气，解表去暑。虽重用参芪甘温益气，但不失感冒解表之旨。而夏代宇认为因其病在表，受邪不甚，故治疗需及时采用轻清宣透之剂。疏风清热、祛暑化湿，令邪在表即解。防微杜渐，以免病邪深入，变生他病。因此使用银菊凉茶，以金银花、杭菊花疏风清热，以祛暑热表邪，是为君药；广藿香发表祛暑、芳香化湿，淡竹叶清热除烦、淡渗利湿，二药共祛暑湿，为臣药；佐以薄荷、桑叶疏散风热、清利头目，以助君药。六药合用，共奏疏风清热、祛暑化湿的功效，使湿祛热清、暑湿表证得解、诸症得愈。

大医之法四：益气固表方

搜索

(1)郭海德验方

药物组成：黄芪30g，白术20g，防风、桂枝、白芍、甘草、生姜各10g，大枣5枚。

功效：益气固表，调和营卫。

主治：气虚感冒型。

[郭海德．扶正固本汤治疗气虚感冒50例．陕西中医，2009，30(7)：846～847]

(2)汪静娟验方

药物组成：柴胡10g，黄芪30g，防风10g，秦艽15g，桂枝10g，白芍15g，白芷15g，白术10g，黄芩10g，厚朴10g，白蔻仁10g，甘草6g。

功效：祛风散寒，益气固表。

主治：气虚感冒型。

[汪静娟．柴芪防艽汤治疗气虚型感冒．吉林中医药，2003，23(10)：23]

大医有话说

气虚感冒则由于平素元气虚弱，表疏腠松，略有不慎，致使卫阳被遏，营卫失调，无力拒邪及驱邪外出而使感冒缠绵不愈。正气存内，邪不可干。此类型上感宜益气固表。郭海德之方由玉屏风散加桂枝汤而组成，玉屏风散黄芪、白术、防风益气固表止汗，黄芪得防风固表不留邪，防风得黄芪，祛邪而不伤正，桂枝汤中桂枝发汗解肌，温经通阳，白芍益阴敛营，以固在内营阴，一发一敛，调和营卫，生姜辛温解表，大枣和胃养营，甘草益气补中，调和诸药，扶正固本汤共奏益气固表、调和营卫之功效。汪静娟应用桂枝汤、玉屏风散及小柴胡汤加减。自拟柴芪防艽汤治疗气虚型感冒，以黄芪、白术、防风益气固表，并能提高机体抵抗能力，桂枝、白芍、甘草调和营卫，防风、白芷、秦艽通经祛风解表，柴胡透达疏解，黄芩清泄郁热，白蔻仁理气和胃，从而达到表邪解，营卫和，腠理密之目的，使缠绵难愈的气虚感冒康复如初。两方皆在玉屏风散和桂枝汤基础上加减。玉屏风散出自《医方类聚》，方名玉屏风者，言其功用有似御风屏障，而又珍贵如玉之意。本方配伍特点是以补气固表药为主，配合小量祛风解表之品，使补中寓散。加桂枝汤解肌发表，调和营卫，使邪从表而出。

第2章 患上急性气管-支气管炎怎么办

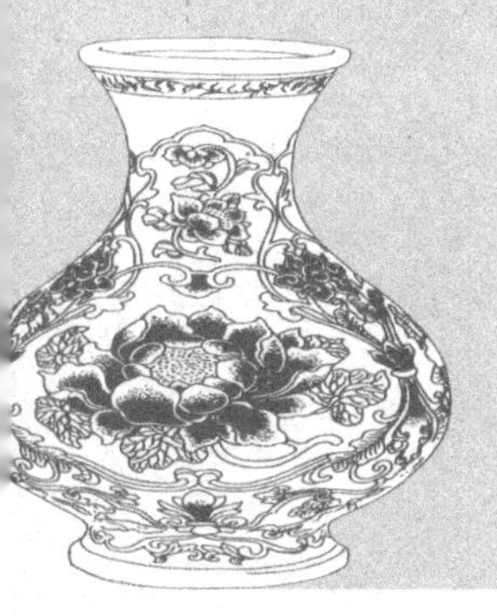

急性气管-支气管炎是由生物、物理、化学刺激或过敏等因素引起的气管-支气管黏膜的急性炎症。常见于寒冷季节或气候突变时，也可由急性上呼吸道感染蔓延而来。可以由病毒、细菌直接感染，也可因急性上呼吸道感染的病毒或细菌蔓延引起本病。也可在病毒感染的基础上继发细菌感染。也可因过冷空气、粉尘、刺激性气体或烟雾（如二氧化硫、二氧化氮、氨气、氯气等）的吸入，对气管-支气管黏膜急性刺激和损伤引起。此病全身症状一般较轻，可有发热，38℃左右，多于3~5天降至正常。咳嗽、咳痰，先为干咳或少量黏液性痰，随后可转为黏液脓性或脓性，痰量增多，咳嗽加剧，偶可痰中带血，咳嗽可延续2~3周才消失，如迁延不愈，可演变成慢性支气管炎。在中医上归为“咳嗽”病症。

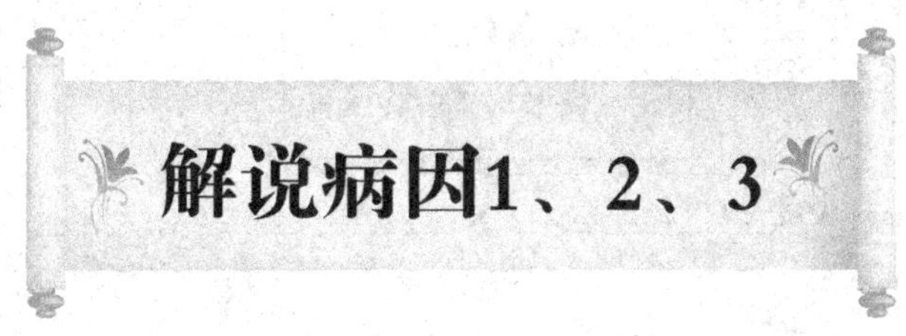

解说病因1、2、3

1. 外感六淫

天气失常，卫外功能失调，六淫之邪，从口鼻或者皮毛而入，侵袭肺系，肺失宣肃而为咳；或吸入烟尘，异味气味，肺气被郁，肺失宣降，亦可致咳嗽。

2. 饮食不节，痰浊犯肺

饮食不调者，或食烟酒燥烈，熏灼肺胃；或过食辛甘肥腻之品，酿湿生痰；或过食生冷，脾失运司，痰湿内生；或平素脾虚，饮食精微不归正化，变生痰浊，肺脉连胃，痰浊上干，肺气上逆，乃生咳嗽。

3. 情志失调，气火逆肺

情志不遂，肝气郁结，气郁化火，气火循经犯肺，则发为咳嗽。

4. 久病肺虚，气机上逆

如肺系疾病迁延不愈，日久阴伤气耗，虚火寒痰内生，肺主气功能失常，肃降无权，气机上逆作咳。

此病病机为邪犯于肺，肺气上逆。因肺主气，司呼吸，上连气道、喉咙，开窍于鼻，外合皮毛，内为五脏华盖，易受内、外之邪侵袭。咳嗽是内外病邪犯肺，肺脏驱邪外达的一种病理反应。病位在肺、脾、肝，以肺为主(图 3)。

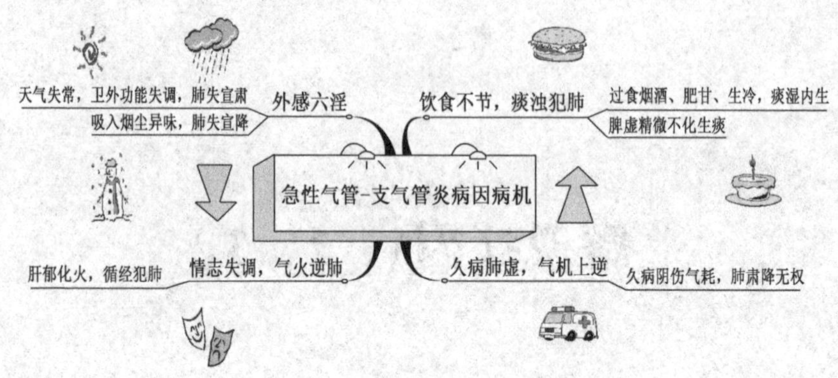

图3 急性气管-支气管炎的病因病机

中医治病，先要辨证

1. 风寒袭肺证

咳嗽声重，气急，咽痒，咳痰稀薄色白，伴鼻塞，流清涕，或见恶寒发热、无汗等表证，舌苔薄白，脉浮或浮紧。当疏风散寒，宣肺止咳。方以三拗汤、止咳散加减。

2. 风热犯肺证

咳嗽频剧，气粗或咳声嘶哑，喉燥咽痛，咳痰不爽、痰黏稠或黄，咳时汗出，伴鼻流黄涕、口渴、头痛，或见恶风、身热等表证，舌苔薄黄，脉浮紧。当疏风清热，宣肺止咳。方以桑菊饮加减。

3. 风燥伤肺证

干咳喉痒，咽喉干痛，口干鼻燥，无痰或者痰少而粘连，不易咳出，或痰中带血，初起或伴鼻塞、头痛、微寒、身热等表证，舌质红干而少津，苔薄白或薄黄，脉浮紧或小数。当疏风清肺，润肺止咳。方以桑杏饮加减。

4. 痰湿蕴肺证

咳嗽反复，咳声重浊，痰多，痰黏腻或稠厚成块，色白或带灰色，因痰而嗽，痰出咳平，伴胸闷、呕恶、食少、体倦，大便时溏，舌苔白腻，脉象濡滑。当燥湿化痰，理气止咳。方以二陈平胃散合三子养亲汤加减。

5. 痰热郁肺证

咳嗽气息粗促，或喉中有痰声，痰多黏厚或稠黄，咯吐不爽，或有热腥味，或吐血痰，胸胁胀满，咳时引痛，面赤，或有身热，口干饮水多，舌质红苔薄黄腻，脉滑数。当清热肃肺，化痰止咳。方以清金化痰汤加减。

6. 肝火犯肺证

咳嗽面赤，咽干口苦，常感痰滞咽喉而咯之难出，量少质黏，胸胁胀满，咳时引痛。如遇情志不遂症状加重。舌质红苔薄黄少津，脉弦数。当清肺泻肝，顺气降火。方以泻白散合黛蛤散加减。

7. 肺阴亏耗证

干咳，咳声短促，或痰中带血丝，或声音逐渐嘶哑，口干咽燥，或午后潮热，颧红，盗汗，口干，舌红少苔，脉细数。当滋阴润肺，化痰止咳。方以沙参麦冬汤加减。

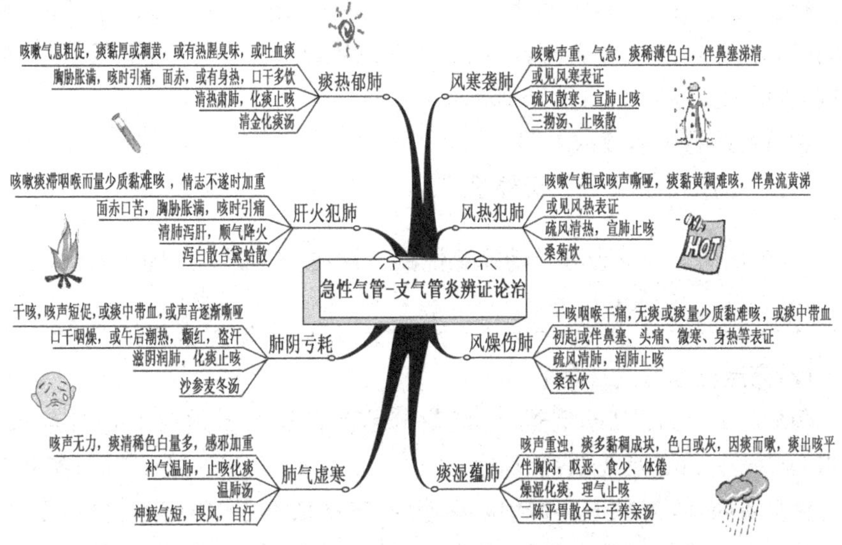

图 4　急性气管-支气管炎的辨证论治

8. 肺气虚寒证

咳声低微无力，气短不足，咳痰清稀，色白量多，神疲懒言，食少面色白，畏风，自汗，易感外邪而咳嗽加重，舌苔薄白，脉细弱。当补气温肺，止咳化痰。方以温肺汤加减(图 4)。

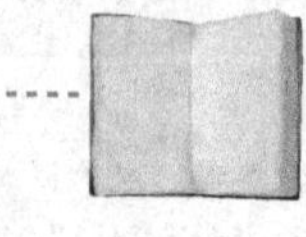

急性气管-支气管炎的大医之法

大医之法一：疏风解表止咳方

搜索

(1)陈庆通验方

药物组成：杏仁 6g，紫苏叶 6g，前胡 6g，桔梗 6g，制半夏 6g，陈皮 6g，茯苓 6g，蒲公英 15g，鱼腥草 15g。风寒化热或风热袭肺而见咽痛、发热、咳痰黄稠等，可加黄芩 15g、瓜蒌壳 15g。

功效：宣通肺气，疏散外邪。

主治：急性气管-支气管炎外感型。

[陈庆通．加味杏苏汤治疗急性支气管炎 183 例．中国中医急症，2006，15(1)：95]

(2)高淑英验方

药物组成：桔梗 12g，荆芥 6g，紫菀 10g，炙百部 12g，白前 10g，甘草 6g，陈皮 8g。若外邪偏盛见头痛、鼻塞、流涕等症，加白芷、辛夷花、桑叶；痰湿偏盛见痰多难咳，咳时欲吐，伴胸闷不适、舌苔厚腻等症，加茯苓、法半夏、厚朴、杏仁；若有热象见喉痛口干、痰黄、脉略数等症，加黄芩、浙贝母；咽痒甚者，加僵蚕、蝉蜕；咳剧呕吐者，加枇杷叶、旋复花。

功效：疏风解表，顺气化痰。

主治：急性气管-支气管炎外感型。

[高淑英．止嗽散治疗急性支气管炎106例．光明中医，2006，21(12)：944]

(3)满胜利验方

药物组成：金银花10～30g，连翘5～15g，黄芩5～15g，瓜蒌10～30g，竹茹6～15g，百合5～15g，款冬花5～10g，炙紫菀5～10g，甘草5～10g。

功效：清热解毒，润肺止咳。

主治：急性气管-支气管炎热盛肺燥型。

[满胜利．自拟润肺止咳汤治疗急性支气管炎100例．中国科技信息，2005，(12)：174]

大医有话说

急性支气管炎属中医咳嗽、哮证、喘证等范畴，盖肺体属金，畏火者也，过热则咳，金性刚燥恶冷者也，过寒亦咳，且肺为娇脏，攻击之剂既不任受，而外主皮毛，最易受邪，不行表散则邪气留连而不解。说明了外感咳嗽病位在肺，肺为娇脏，最易受外邪侵袭，过热则咳，过寒亦咳。陈庆通根据《温病条辨·治病法论》所谓"治上焦如羽，非轻不举"，故药宜清扬。加味杏苏汤在杏苏汤基础上加减。现代药理研究表明：杏仁抑制呼吸中枢而能止咳平喘。苏叶缓解支气管平滑肌痉挛，亦有平喘作用。方中除了蒲公英、鱼腥草外，每味剂量不超过6g。采用"宣通肺气，疏散外邪"的方法，因势利导，再结合本病特征，宜重视化痰顺气，使痰清气顺，肺气宣畅，则咳嗽易于治愈。而高淑英所用的止嗽散是清代医家程钟龄《医学心悟》一书中治疗咳嗽的方剂。程氏治疗咳嗽，注重驱除外邪。指出："凡治咳嗽，贵在初起得法为善……故初治必须发散，而又不可过散。不散则邪不去，过散则肺气虚，皆令缠绵难愈。"笔者观察不少外感病人，由于初起病情轻而没有及时就诊治疗，或者病情虽重有发热时，医者仅使用退热和抗生素类药物；高热、头痛等症解除了，但咳嗽、喉痒、咳痰不爽等症日益加重，使病情迁延。此时，使用止嗽散驱除外邪，止咳化痰，确能收效。本方化痰宣肺止咳，并佐以疏散之品，以祛邪外出，方中紫菀、百部为君，二者均入肺经，味苦，性温而不热，润而不寒，功在止咳化痰，治咳嗽不分久新。臣以桔梗、白前，一宣一降，复肺气之宣降以增强君药止咳化痰之力。佐用橘红理气化痰；荆芥辛而微温，疏散风邪，祛邪外出，宣发肺气，开其闭郁，有启门逐寇之功。甘草调和诸药，合桔梗又有利咽止咳之效，用为佐使药。诸药配合，可收宣肺止咳，疏风散邪之功。本方药具有温而不燥，润而不腻，散寒不助热，解表不伤正的特点，正所谓“既无攻击过当之虞，大有启门驱贼之势”，堪称温润相济，升降相因。而满胜利方重在疏风解表，润肺止咳。金银花、连翘、黄芩，清热解毒、疏散风热；瓜蒌、竹茹清热化痰，宽胸散结；百合、款冬花、炙紫菀润肺止咳、化痰，其中百合擅治长时间咳嗽；甘草止咳，调和诸药。

大医之法二：清肺止咳方

搜索

(1)杜晓安验方

药物组成：黄芩 15g，黄连 10g，炒杏仁 10g，浙贝母 10g，桔梗 10g，炙麻黄 5g，甘草 10g。

功效：清热宣肺，化痰止咳。

主治：急性气管-支气管炎表寒里热型。

[杜晓安．芩连三拗汤治疗急性支气管炎 90 例．陕西中医，2010，31(8)：944]

(2)王利验方

药物组成：炙麻黄 6g，杏仁 9g，生石膏(先煎)30g，法半夏 9g，黄芩 9g，鱼腥草 30g，葶苈子(包)25g，射干 9g，白芍 12g，全瓜蒌 15g，焦三仙各 9g，生甘草 6g。

功效：清热化痰，止咳平喘。

主治：急性气管-支气管炎表寒里热型。

[王利．麻杏石甘汤加味治疗急性支气管炎 69 例．时珍国医国药，2008，19(5)：1223]

大医有话说

当秋冬季气候骤变，天气转冷，寒流袭来，尤其在机体抵御外邪能力下降时，外寒遏表，故身热不解、汗出、口渴、苔黄、脉数；热壅于肺，肺失宣降，故咳逆气急，甚则鼻扇。若表邪未尽，可在卫气被郁，毛窍闭塞而无汗；苔薄白，脉浮亦是表证未尽之征。故形成“表寒里热”之证，治应内外兼顾，表里同治。杜晓安用清热解毒之黄芩、黄连苦降祛邪消炎而治其病因。麻黄为肺经专药，解表宣肺，杏仁苦泻降气，止咳平喘，同麻黄一宣一降，达到止咳祛痰的效果。桔梗开宣肺气，祛痰止咳；浙贝清肺化痰；甘草润肺止咳兼调和诸药。诸药合用，则使肺络通畅，肃降有常，从而使该方达到清热宣肺，止咳化痰的效果。王利所用之方出自《伤寒论》，原治太阳病，发汗未愈，风寒入里化热，“汗出而喘”者。后世用于风寒化热，或风热犯肺，以及内热外寒，但见肺中热盛，身热喘咳，口渴脉数者。《医宗金鉴·删补名医方论》柯琴：“石膏为清火之重剂，青龙、白虎皆赖以建功，然用之不当，适足以招祸。故青龙以无汗烦躁，得姜桂以宣卫外之阳也；白虎以有汗烦渴，须粳米以存胃中津液也。此但热无寒，故不用姜桂，喘不在胃而在肺，故于麻黄汤去桂枝之监制，取麻黄之开，杏仁之降，甘草之和，倍石膏之大寒，除内外之实热，斯涔涔汗出，而内外之烦热与喘悉除矣。”方中麻黄性味辛苦温，归肺、膀胱经，能开宣肺气，散风寒而平喘，石膏归肺胃经，性味辛甘寒，功能清热泻火，除烦止渴，更有透热外达的作用，麻黄和石膏合用，一温一寒，相得益彰，存其用而制其偏，共同组成解表清里之核心药对；黄芩、鱼腥草性味苦寒，同归肺经，共清肺热；法半夏、杏仁、白芍、全瓜蒌，更增止咳平喘化痰之功。

大医之法三：养阴润肺止咳方

搜索

(1)林启德验方

药物组成：麦门冬 10g，五味子 10g，生地黄 10g，山药 30g，茯苓 10g，泽泻 10g，丹皮 10g，瓜蒌 10g，山萸肉 10g，浙贝母 10g，当归 10g。

功效：滋阴润肺，化痰止咳。

主治：急性气管-支气管炎久咳伤津型。

[林启德．麦味地黄汤治疗阴虚咳嗽 100 例．甘肃中医，2008，21(6)]

(2)欧阳强波验方

药物组成：石膏 9～15g，熟地 9～30g，麦冬 6g，知母 5g，牛膝 5g，生地

6g,麦冬 4.5g,百合 3g,炒白芍 3g,当归 3g,贝母 3g,生草 3g,玄参 2.5g,桔梗 2.5g。

功效:滋阴润肺,化痰止咳。

主治:急性气管-支气管炎久咳伤津型。

[欧阳强波.玉女煎与百合固金汤合剂治疗阴虚燥热咳嗽的临床观察.学位论文,2006]

大医有话说

阴虚咳嗽乃患者外感后未行系统、正确治疗,使余热未尽,灼伤肺肾之阴所致。临床表现为干咳无痰或少痰,晨起或夜间为甚,病程多在半月以上,甚则迁延数月不愈。多予疏风散寒,止咳化痰之剂,往往效果不佳。林启德认为此病的病因病机为余热不尽,灼伤肺肾之阴,使金水不能相生而致。麦味地黄汤出自《医级》,原用来治疗阴虚咳喘,作者做了进一步的发展。他认为只要有阴虚咳嗽就可以使用,而不必拘泥于有无气喘。方中生地黄、山药、山萸肉重点补肺肾之阴,重用山药乃取培土生金之意;茯苓、泽泻、丹皮渗湿泻火降浊;麦门冬养阴;五味子酸甘化阴;瓜蒌化痰;浙贝母止咳;当归则治夜间咳嗽。玉女煎以清胃热为主,而兼滋肾阴,欧阳强波方中用石膏为君;配伍熟地、知母、麦冬等滋肾阴,牛膝导热而引血下行,全方具清胃火,滋肾阴的功效与百合固金汤主治肺肾阴亏,阴火上炎之证,全方由生地、熟地、麦冬、贝母、百合、当归、白芍(炒)、玄参、桔梗、甘草十味药物组成。本方生地、熟地并用,既能滋阴养血,又能清热凉血,共为君药,麦冬甘寒,协百合以滋阴清热,润肺止咳;玄参咸寒,助二地滋阴壮水,以清虚火,均为臣药。当归治咳逆上气,伍白芍以养血;贝母润肺化痰止咳;桔梗载药上行,清利咽喉,化痰散结,俱为佐药,生甘草清热泻火,调和诸药,为使药。组方严密,配伍精当,临床上常用于治疗肺肾阴亏之咳嗽。在临床中,凡久咳肺虚、干咳少痰,均可用之。两方配合使用,不仅胃阴得补,并且滋肾保肺,金水并调,阴液渐充,肺胃肾得养,则阴虚燥热咳嗽等症状也能明显减轻或痊愈。

大医之法四:益气止咳方

搜索

(1)顾勇刚验方

药物组成:生黄芪、党参各10～20g,白术、茯苓各10～15g,防风、杏仁、淡干姜、紫菀、炒黄芩各6～10g,五味子、甘草各3～6g,炙麻黄3～9g,细辛1.5～6g,姜半夏6～15g,鱼腥草10～30g。

功效:益气温肺,止咳化痰。

主治:急性气管-支气管炎气虚咳嗽型。

[顾勇刚. 益气温肺止咳汤治疗咳嗽35例. 实用中医药杂志,2001,17(3):13]

(2)邹志东验方

药物组成:太子参、熟地黄各30g,黄芪25g,五味子、桑白皮各10g,紫菀12g。易感、多汗者,常合玉屏风散以益卫固表;阳虚作咳喘者,加巴戟天、补骨脂、胡桃肉以温肾降气;兼阴虚咳喘者,则加百合、沙参以滋润肺阴;痰黏难出者,加款冬花、橘红以润肺消痰;痰黄黏者,去熟地、五味子,加浙贝母、鱼腥草、黄芩、瓜蒌以清热化痰;痰白清稀者,加茯苓、陈皮燥湿化痰;干咳无痰者,加百合、白芍、麦冬以润肺养阴;喘憋上气者,加葶苈子、苏子降气平喘;伴过敏性鼻炎者,加苍耳子、辛夷、柴胡脱敏利窍;脘腹胀闷者,加苏子、莱菔子降气消痰;虚火上炎之咽干痒者,加肉桂引火归原;胸痛咯血者,加藕节、橘叶散瘀止血;鼻塞、头昏痛者,加白芷、苍耳子、辛夷祛风止痛;胸闷者,加薤白、佛手、陈皮行气通阳。

功效:益气养肺,止咳化痰。

主治:急性气管-支气管炎气虚咳嗽型。

[邹志东. 补肺汤加减治疗肺气虚咳嗽31例. 陕西中医,2001,22(10):585]

大医有话说

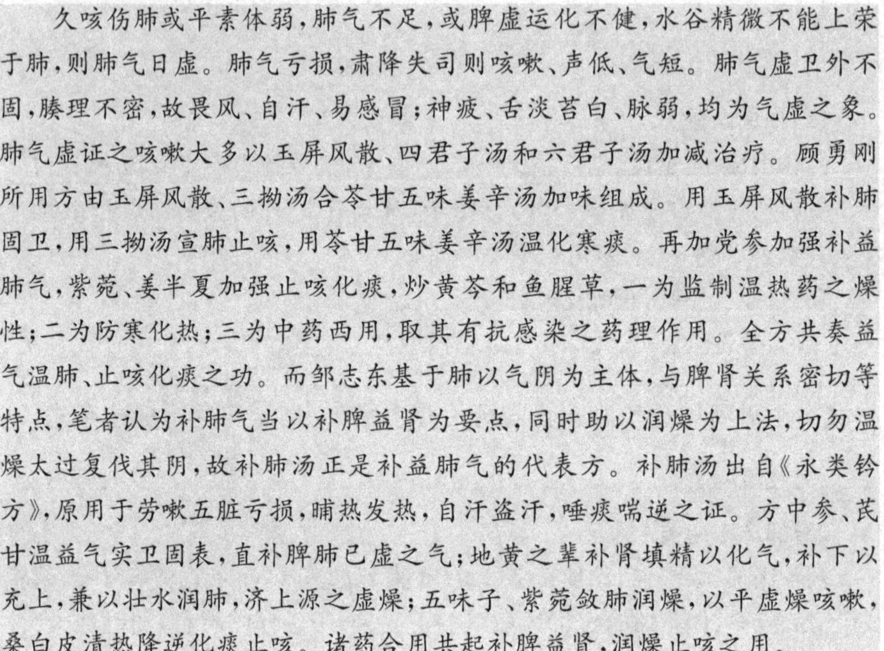

久咳伤肺或平素体弱，肺气不足，或脾虚运化不健，水谷精微不能上荣于肺，则肺气日虚。肺气亏损，肃降失司则咳嗽、声低、气短。肺气虚卫外不固，腠理不密，故畏风、自汗、易感冒；神疲、舌淡苔白、脉弱，均为气虚之象。肺气虚证之咳嗽大多以玉屏风散、四君子汤和六君子汤加减治疗。顾勇刚所用方由玉屏风散、三拗汤合苓甘五味姜辛汤加味组成。用玉屏风散补肺固卫，用三拗汤宣肺止咳，用苓甘五味姜辛汤温化寒痰。再加党参加强补益肺气，紫菀、姜半夏加强止咳化痰，炒黄芩和鱼腥草，一为监制温热药之燥性；二为防寒化热；三为中药西用，取其有抗感染之药理作用。全方共奏益气温肺、止咳化痰之功。而邹志东基于肺以气阴为主体，与脾肾关系密切等特点，笔者认为补肺气当以补脾益肾为要点，同时助以润燥为上法，切勿温燥太过复伐其阴，故补肺汤正是补益肺气的代表方。补肺汤出自《永类钤方》，原用于劳嗽五脏亏损，晡热发热，自汗盗汗，唾痰喘逆之证。方中参、芪甘温益气实卫固表，直补脾肺已虚之气；地黄之辈补肾填精以化气，补下以充上，兼以壮水润肺，济上源之虚燥；五味子、紫菀敛肺润燥，以平虚燥咳嗽，桑白皮清热降逆化痰止咳。诸药合用共起补脾益肾，润燥止咳之用。

第3章 名方治慢性支气管炎，一治一个准儿

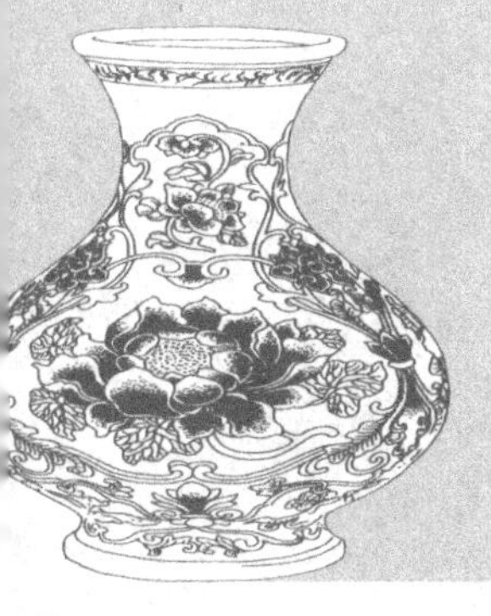

慢性支气管炎（chronic bronchitis）是由于感染或非感染因素引起气管、支气管黏膜及其周围组织的慢性非特异性炎症。其病理特点是支气管腺体增生、黏液分泌增多。临床出现有连续2年以上，每持续3个月以上的咳嗽、咳痰或气喘等症状。本病常易并发肺部感染，尤其老年体弱患者，排痰功能很差，易并发支气管肺炎。由于反复感染导致阻塞性肺气肿，少数患者可并发支气管扩张。多在冬季发作，春暖后缓解；晚期炎症加重，症状长年存在，不分季节。疾病进展又可并发阻塞性肺气肿、肺源性心脏病，严重影响劳动能力和健康。属于中医学“咳嗽”、“痰饮”、“喘证”、“哮病”等疾病范围。

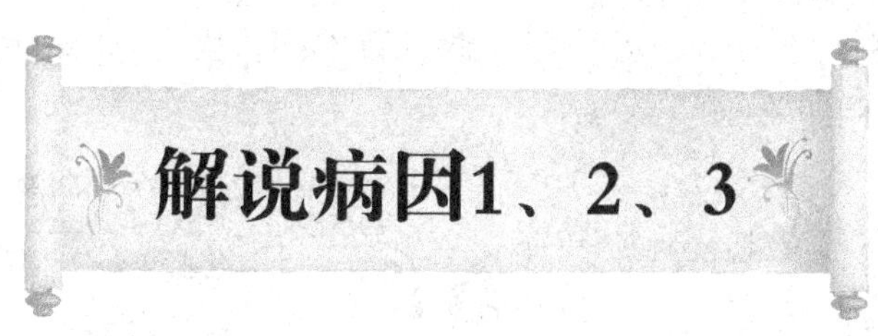

解说病因1、2、3

1. 肺气受损

风寒热燥之邪由口鼻或皮毛而入，肺气被束，失其肃降而发病；嗜食烟酒、辛辣助火之品，灼津生痰，阻塞气道，均可使肺气上逆而发生咳嗽。病久不愈，肺气愈伤，正气无力御邪，则外邪又易复犯，以致迁延日久，缠绵不愈。

2. 脾虚

脾虚不能运化水湿，聚湿为痰，湿痰上渍于肺，影响气机的通畅而见咳喘、咳痰等症。

3. 肾虚

肾阳亏虚，气失摄纳，命门火衰，津液输化失司，肺气升降受阻，气化功能失常，水气不能宣化，为痰为饮，阻塞气道；肾阴亏损，虚火内炽，灼伤肺津，皆可使肺失宣降，肺气上逆而咳喘咳痰。

痰、火、瘀既是脏腑失调的病理产物，又是直接或间接致病的因素。无论是外受燥热之邪，或寒郁而化热，或五志过极，饥饱劳倦伤及脏腑致功能失调所生内火，皆可与痰湿等结合形成痰火，火热壅肺，痰闭肺络而发病。或久病多虚多瘀，阳气不足，不能温煦血脉和推动血液运行；或因寒邪客入血脉，血液凝滞不畅；或热入营血，血热搏结等，皆可形成瘀血。

本病的发生与发展常与外邪的反复侵袭，肺、脾、肾三脏功能失调密切相关。其基本病机为本虚标实。急性发作期，大多因肺气虚弱，卫外不固外邪入侵，以致咳嗽反复发作；或因久咳不已、反复发作，或因年老体虚、肺脾肾气虚、水津不布、痰饮内停、阻遏于肺，引起长期咳喘，或因吸烟、饮酒等因素伤及于肺，进而形成本病。病变经久不愈，则肺脾损及于肾，故病情严重者常伴有气喘不能平卧，动则尤甚等肾不纳气之候。古人所谓："肾为生痰之本，肺为贮痰之器，脾为生痰之源"，"肺不伤不咳，脾不伤不久咳，肾不伤不咳不喘"，说明肺脾肾三脏功能失调可致本病。因此，此病病位在肺，与脾、肾功能失调相关(图 5)。

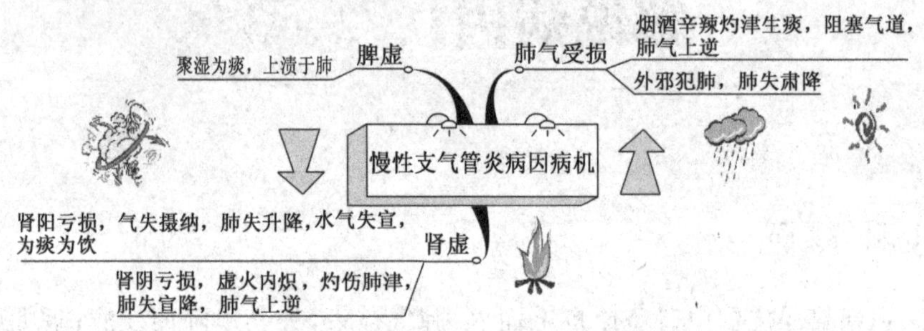

图 5　慢性支气管炎的病因病机

中医治病，先要辨证

慢性支气管炎依其临床表现多分为实证、虚证两大类。慢性支气管炎为久病，久病必虚，故本病的本质多属虚寒。反映在肺、脾、肾三脏之虚，多见于慢性支气管炎的临床缓解期。如果上呼吸道反复感染，病情加剧，则出现实、热、痰、湿的证候，形成邪实正虚的复杂局面。主要见于慢性支气管炎急性发作期和慢性迁延期。

1. 实证(慢性支气管炎急性发作期和慢性迁延期)

(1)外寒内饮

咳嗽气急，甚则喘逆，咳吐白色清稀泡沫黏痰，无汗恶寒，身体疼痛而沉重，甚则肢体浮肿，舌苔白滑，脉弦紧。治宜解表散寒，宣肺化饮。方选小青龙汤加减。

(2)痰湿内聚

咳嗽声浊，痰白而黏，胸脘满闷，纳差腹胀，大便溏薄，舌胖淡，边有齿痕，苔白腻或白滑，脉濡滑。治宜温阳健脾，化痰平喘。方选苓桂术甘汤合二陈汤加味。

(3)燥热伤肺

咳声短促，甚则气逆而喘，痰少不易咳出，口咽干燥，甚则胸痛，或有形寒身热等表证。舌尖红，苔薄黄，脉细数。治宜辛凉清肺，润燥化痰。方选清燥救肺汤加减。

2. 虚证(慢性支气管炎临床缓解期)

(1)脾肺两虚

咳嗽气短，声低乏力，神疲倦怠，自汗纳差，胸脘痞闷，大便溏薄，每遇风寒则咳嗽气喘发作或加重，苔白薄，脉濡缓。治宜补肺健脾，益气固表。方选六君子汤、玉屏风散加减。

(2)肺肾两虚

咳喘久作，呼多吸少，动则尤甚，痰稀色白，畏寒肢冷，腰膝酸痛，苔白而滑，脉细无力。偏肾阴虚者，则午后颧红，五心烦热，咽干口燥，舌红苔少，脉细数。治宜补益下元，纳气平喘。方选生脉散加味(图6)。

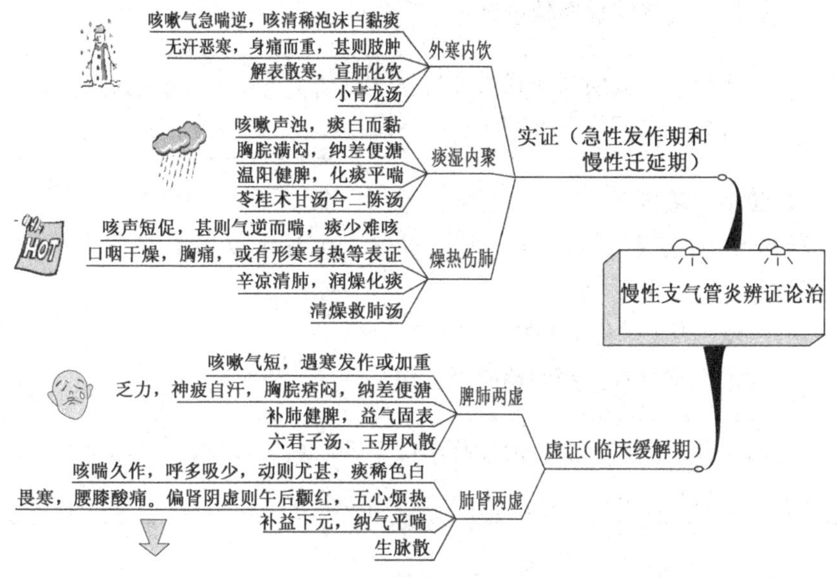

图6　慢性支气管炎的辨证论治

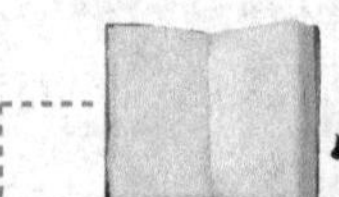

慢性支气管炎的大医之法

大医之法一：散寒化饮方

搜索

(1)戴凯超验方

药物组成：柴胡12g，半夏12g，干姜6～9g，细辛3～6g，五味子6～12g，杏仁12g，甘草3g。

功效：宣肺散寒，化饮止咳平喘。

主治：慢性支气管炎寒饮壅肺型。

[戴凯超．小柴胡汤加减治疗慢性支气管炎58例．现代医药卫生，2007，23(14)：2150]

(2)郝小萍验方

药物组成：薏苡仁20g，杏仁15g，滑石15g，法半夏12g，厚朴12g，通草6g，淡竹叶6g，白豆蔻3g。

功效：燥湿化痰，降气止咳。

主治：慢性支气管炎痰湿蕴肺型。

[郝小萍．三仁汤加减治疗痰湿咳嗽60例临床观察．江苏中医药，2003，24(5)：19～20]

大医有话说

由于长期慢性咳嗽气逆，反复发作以致引起五脏功能失调，气血津液运行敷布障碍而形成。戴凯超认为：宿饮在内，脏腑(主要为肺、脾、肾)虚损，是慢性支气管炎反复感染诱发的主要原因，故其临床每多虚实夹杂而见证不一。饮邪伏匿，致成寒饮壅肺为主要病机，表现为咳、痰、喘、满等急证。咳是保护性的反射动作，寒饮聚胸中，是导致咳嗽的根源。盖风寒之邪，挟津液而上，聚于胸中，以致咳嗽不愈。若风寒不解其津液也不得以下。若误行发散，不惟津液不下，而且转增其上逆之势矣。《伤寒论》云："上焦得通，津液得下，胃气因和"，是谓金针之度，故用小柴胡汤加减最为合拍。小柴胡汤有疏利三焦，调达上下，宣通内外，和畅气机的作用。方中去参、枣之泥滞恋邪，黄芩苦寒伤阳，生姜之发散增逆。加干姜、细辛、五味子、杏仁温肺蠲饮止咳。此所以通其上，即和其中；和其中，愈通其上也。如是，三焦通畅，气机无阻，津液得下，伏饮得蠲，肺复宣降之能，痰、咳、喘、满诸症自愈。而郝小萍重在治疗慢性支气管炎痰湿蕴肺型。她认为痰湿蕴肺型急慢性支气管炎主要是肺脾功能失调，痰湿内盛所致上焦壅塞之证。"若湿阻上焦者，用开肺气，佐淡渗，通膀胱，是即启上闸，开支河，导水势下行之理也。"（《临证指南医案》）。强调宣肺化湿的重要性。"惟三仁汤轻开上焦肺气，盖肺主一身之气，气化则湿亦化也。"（《温病条辨》）。因而选用三仁汤治疗痰湿蕴肺型急慢性支气管炎。在三仁汤中酌加麻黄、桔梗宣肺药，与杏仁宣畅气机，通调水道，与化湿药法半夏、厚朴、白豆蔻分解湿邪；用滑石、淡竹叶、白通草、薏苡仁"淡渗分清湿浊"（《温病条辨》）。兼风寒加防风解表祛风，去湿止痛。兼风热加蝉衣、桑叶疏风清热，解痉止咳。热重加桑白皮、地骨皮泄肺热，利水消肿，止咳平喘。寒重加细辛、苏子温肺化痰，平喘止咳。胸痛加枳壳、毛冬青行气开郁，活血通络，祛痰止咳，以防痰瘀互结，病延难愈。咽痛加威灵仙、射干利咽止痛，降气祛痰。三仁汤具有宣上、畅中、渗下三法，使湿浊上通下泻，三焦分清，痰湿得以宣化通利而解。

大医之法二：清热化痰方

搜索

(1)滕英华验方

药物组成：桑白皮 10g，黄芩 10g，贝母 15g，杏仁 10g，苏子 10g，炙款冬 12g，白前 10g，法夏 10g，陈皮 10g，茯苓 10g，苍术 10g，蚤休 15g，丹参 30g，甘草 3g。

功效：清热健脾，燥湿化痰。

主治：慢性支气管炎急性发作痰热夹湿型。

［滕英华．自拟桑白二陈汤加减治疗慢性支气管炎急性发作60例报告．贵州中医学院学报,2008,30(2):43～44］

(2)姜文良验方

药物组成:炙麻黄10g,炙冬花15g,杏仁15g,生石膏60g,桔梗10g,生甘草6g,茯苓15g,清半夏15g,胆南星15g,橘红15g,苏子10g,黄芩10g,全瓜蒌30g,麦冬15g,葶苈子15g。

功效:消痰降气,泻肺化痰。

主治:慢性支气管炎急性发作痰热夹湿型。

［姜文良．截嗽饮治疗慢性支气管炎急性发作期临床观察．现代中西医结合杂志,2005,14(23):3088］

大医有话说

祖国医学认为,肺主气,司呼吸,外合皮毛,若邪客于肺部,导致肺气郁闭,发而为咳。脾有运化水谷,吸收营养和升清降浊的功能,今脾不健运,肺失滋养,湿浊上渍于肺,肺气肃降失常,故多痰自而稠黏。如果寒郁化热,或热邪直袭肺卫,则有高热、寒战、痰黏或脓性样,均属热象。若肺气上逆,不得肃降,则喘息不能平卧。滕英华方中当以疏散外邪,宣肺理气为治,慢性支气管炎急性发作时,多以痰热夹湿型居多,桑白二陈汤中桑白皮、黄芩清泄肺热;贝母、苏子、杏仁、款冬、白前,降气化痰、止咳平喘;半夏、茯苓、陈皮、苍术燥湿化痰;甘草和中,加丹参活血化瘀、祛瘀生新,使肺泡血管不至瘀滞硬化;蚤休抗病毒也有平喘的作用,是不可多得的一味良药,诸药合用共奏健脾燥湿化痰、止咳平喘之功。姜文良方中炙麻黄、杏仁、苏子,有解痉、止咳、平喘之功效,生石膏、黄芩能抗菌消炎,橘红、茯苓、葶苈子、胆南星有减少气管分泌物的作用;而葶苈子降肺气之逆,麦冬养阴清热化痰,瓜蒌有理气的作用。诸药合用,共同发挥抗感染、解痉止咳平喘的作用。因麻黄能宣肺而泄邪热;黄芩味苦性寒,清肺火及上焦实热;杏仁、苏子、葶苈子可消痰降气,泻肺化痰,临床观察表明,从痰热着手治疗慢性支气管炎急性发作期,可促进炎症的吸收,改善血液流变性。

大医之法三:健脾益肺方

搜索

(1)王要朋验方

药物组成:黄芪 30g,白术 15g,桔梗 15g,杏仁 10g,川贝母 15g,防风 15g,甘草 10g。咳嗽重者,加枇杷叶 12g,咳痰多者,加百部 12g、瓜蒌 15g;喘息气短者,加地龙 15g、葶苈子 15g。

功效:健脾益肺,止咳平喘。

主治:慢性支气管炎脾肺气虚型。

[王要朋.健脾益肺汤治疗慢性支气管炎 102 例.山东中医杂志,2000,19(12):727]

(2)陈金山验方

药物组成:炙麻黄 6～8g,苦杏仁、炙紫菀、炙款冬花、陈皮、法半夏、云茯苓、蛤蚧粉、东阿胶各 10g,焦白术 15g,党参 25g,片黄芩 12g,炙厚朴 8g,甘草 5g。

功效:健脾益肺,止咳平喘。

主治:慢性支气管炎脾肺气虚型。

[陈金山.自拟健脾止咳汤治疗慢性支气管炎效果观察.现代中西医结合杂志,2007,16(33):4964～4965]

大医有话说

慢性支气管炎患者病程长,病情反复。“久病多虚”,肺之气虚,卫表不固,外邪入侵,肺失宣肃,肺气上逆,则有咳嗽、喘息等症状。肺气虚发展到一定程度,可影响到脾之健运而导致脾虚(即子病犯母)。脾土为母,肺金为子,脾土生肺金,可用补脾气以益肺气方法治疗,即所谓“虚则补其母,补母能令子实”。王要朋的健脾益肺汤方中黄芪、白术健脾益气,中气旺而肺有所养,实卫固表。桔梗化痰止咳引药入肺经;川贝母、杏仁、瓜蒌等化痰止咳平喘,防风走肌表祛风邪,从而达到标本兼治的目的。现代药理研究表明,以黄芪为首的健脾药物具有调节免疫的作用,提高体液免疫和细胞免疫。强身抗病，同时黄芪还有抗炎作用；防风、桔梗、瓜蒌具有抗炎的作用。健脾益肺汤具有健脾益肺、实卫固表祛邪之功效。而陈金山方的健脾止咳汤中麻黄宣肺平喘、杏仁降气平喘、白术补脾益气、半夏燥湿化痰，共为君药；紫菀、款冬花止咳化痰，陈皮理气调中，厚朴行气化湿，茯苓渗湿健脾，党参补中益气，蛤蚧补肺定喘、助肾益精，均为臣药；黄芩清热燥湿，阿胶滋阴润肺、补血止血为佐药；甘草清热解毒、调和药性为使药。此外，肺为气之主，肾为气之根，若肺虚及肾，精气亏耗，则肾纳无权，故气浮于上而咳喘无力、呼多吸少、动则喘甚。因此在健脾益肺的基础上，用党参、白术、茯苓、阿胶、蛤蚧，意在健脾益肺、补肾固本。

大医之法四：补肾益肺方

搜索

(1)马文武验方

药物组成：党参15g，茯苓12g，炒白术15g，炒杏仁15g，瓜蒌皮15g，葛根30g，郁金12g，炒苏子15g，山茱萸15g，制附片10g，桂枝10g，炙麻黄10g，地龙10g，甘草6g。

功效：补脾固肾，宣肺化痰。

主治：慢性支气管炎脾肾亏虚喘咳型。

[马文武．培土固肾法治疗慢性支气管炎85例疗效观察．国医论坛，2009，24(2)：27～28]

(2)高辉验方

药物组成：黄芪40g，沙参15g，麦门冬12g，川贝母15g，杏仁8g，桔梗10g，厚朴10g，五味子20g，补骨脂20g，法半夏15g，茯苓15g，炙甘草8g。

功效：补益肺肾，止咳化痰。

主治：慢性支气管炎脾肾亏虚喘咳型。

[高辉．益肺补肾汤治疗慢性支气管炎120例．中国民间疗法，2010，18(9)：37]

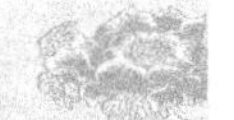

大医有话说

慢性支气管炎迁延期病涉脾肾。脾为后天之本，气血生化之源，主运化水谷精微和水湿，脾虚不化精微，则气血亏虚无力抗邪；脾虚不运水湿，则凝聚成痰，所谓“脾为生痰之源，肺为贮痰之器”也。肾为先天之本，内藏元阴元阳，元阳为一身阳气之根本，痰涎冷饮非此不能化；又为诸气之根，气纳归肾，全身气机才能畅和。肾阳不足，则不能温化痰饮，肾不纳气，则气逆而喘咳。故脾肾亏虚、元阳不足、肺失宣肃。马文武治疗重温补脾肾、宣肺降逆、涤痰化饮。脾健水湿运化，可杜生痰之源；肾强一可温化痰饮，二可纳气平喘；肺宣则气机流畅，痰难存贮。所拟健脾温肾化痰汤以补脾固肾为主，宣肺化痰为次，目的是治病求本，根除宿疾。方中党参、茯苓、炒白术益气健脾，运化水湿；附片、桂枝、山茱萸固肾扶阳，纳气平喘；炙麻黄、杏仁、瓜蒌、炒苏子宣肺平喘，祛痰化饮；郁金、地龙活血化瘀，通畅肺络。诸药合用，共奏健脾补肾、温阳固本、宣肺化痰之功。现代药理研究证明，以上诸药在改善肺部微循环、解除支气管平滑肌痉挛、抗过敏、提高机体免疫功能、修复支气管黏膜损伤等方面均有显著作用，故用治慢性支气管炎疗效显著。高辉方重在扶正祛邪，标本兼治。益肺补肾汤中黄芪、炙甘草益气固表，大补肺气；沙参、麦门冬滋养肺阴，养而不腻；杏仁、桔梗、川贝母宣肺化痰；厚朴宽胸除满；法半夏、茯苓健脾燥湿，杜绝生痰之源；五味子酸温入肺、肾二经，收敛肺气，兼补益肾气；补骨脂补益肾阳，助肾纳气平喘。

第4章 对抗慢性阻塞性肺病，验方显奇效

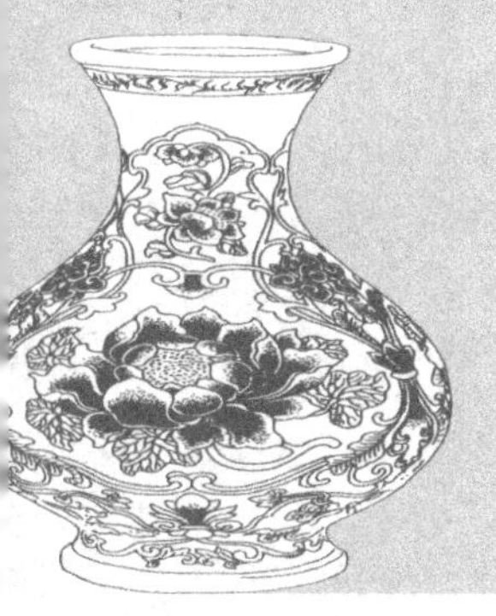

慢性阻塞性肺疾病简称慢阻肺(COPD)，是一种破坏性的肺部疾病，是以不完全可逆的气流受限为特征的疾病，气流受限通常呈进行性发展并与肺对有害颗粒或气体的异常炎症反应有关。起病缓慢，病程较长。主要症状有慢性咳嗽：随病程发展可终身不愈，常晨间咳嗽明显，夜间有阵咳或排痰。咳痰：一般为白色黏液或浆液性泡沫痰，偶可带血丝，清晨排痰较多；急性发作期痰量增多，可有脓性痰。气短或呼吸困难：早期在劳力时出现，后逐渐加重，以致在日常生活甚至休息时也感到气短，是COPD的标志性症状。喘息和胸闷：部分患者特别是重度患者或急性加重时出现的喘息。晚期患者有体重下降，食欲减退等。中国医学认为本病属“肺胀”、“喘证”等范畴。

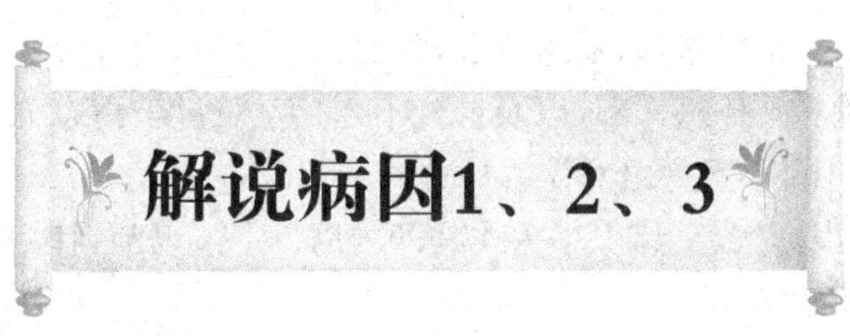

1. 脏腑气虚

以肺虚为主，病久累及脾肾心肝，致四脏或多脏腑俱衰，中医有“久病必虚”之说。本病反复发作，迁延不愈，其病程相对较长，必存在“虚”象，且以肺脾肾虚为主。COPD可关乎五脏，而重在肺脾肾三脏，虚是COPD发生和发展的基础。因肺主气，开窍于鼻，外合皮毛，主一身之表，卫外，故外邪侵袭易先犯肺，致肺气宣降不利，气逆为咳，升降失常为喘，病久致虚；病久则子病及母，子盗母气而致脾失健运，故脾虚，而致肺脾两虚；病久肺虚伤及肾，肺不主气，肾不纳气，而致气喘日益加重，吸入困难，呼吸短促难续，动则更甚，肾气虚耗而成肺脾肾三脏俱衰；肺脾肾三脏虚衰致水液代谢失调，水饮内停上凌心肺，或因肺与心脉相通，肺气虚而不能助心血运行，故后期常可及心，致肺脾肾心四脏俱虚。上中下三焦都可能因此而病变，致多脏腑虚衰，此为本虚所在。

2. 痰瘀潴留交阻

痰是慢阻肺病的重要致病因素和病理产物。关于痰的产生，责之于肺脾肾三脏之功能失调。肺失宣降，津液输布失常，停聚为痰；脾胃运化失常，水湿内停而为痰浊，痰浊上乘，又可蕴贮于肺脏，相互影响，“脾为生痰之源，肺为贮痰之器”；肾主水，为水脏，久病肾虚，或劳欲伤肾，肾阳虚弱，不能温化水湿，聚成痰浊。血瘀则为久病之另一重要病理产物，气虚运血无力，又痰阻脉络，血行缓慢不畅，终致瘀阻络脉。气虚、阳虚、痰阻三者均可致血瘀，瘀血是本病发展的必然结果，虚瘀相合，也是本病缠绵难愈的重要环节。气虚血瘀兼夹痰浊是本病的主要病理基础，痰浊与血瘀潴留交阻是本病反复发作的重要原因。

3. 外邪入侵

慢阻肺由于正气虚损，易感外邪，外邪由表及里，内外合邪，正虚邪恋，导致疾病加重。凡外感六邪，以及饮食不当、劳倦过度、情志失调等均可诱发本病，而其中外感风寒之邪为主要诱因。

总之，本虚标实、上盛下虚为本病的内因。本虚以肺、脾、肾为主，标实主要指痰浊和血瘀(图 7)。

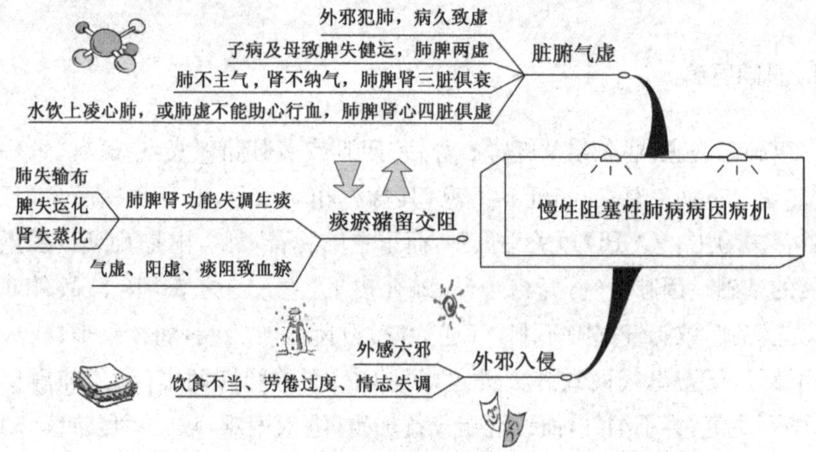

图 7　慢性阻塞性肺病的病因病机

中医治病，先要辨证

急性期

1. 风热犯肺证

症见咳嗽气促，喘逆胸闷，咳痰不爽，痰黏稠或稠黄，常伴恶风身热、头痛口渴、鼻流黄涕等表证，舌苔薄黄，脉浮数或浮滑。治宜疏风清热，肃肺化痰。方选桑菊饮合麻杏石甘汤。

2. 痰热壅肺证

症见喘息胸闷，咳嗽气短，痰多质黏色黄，咳吐不爽，或有腥臭味，或痰中带血，伴口干便秘，心烦失眠，乏力懒言，舌质红，苔少或薄腻，中有剥脱，脉细滑或滑细数。治宜清热化痰，肃肺平喘。方选小陷胸汤合清气化痰汤加减，若痰黄如脓或有腥臭味者，多为合并肺痈表现，可酌加芦根 15g、茅根 15g、生苡仁 30g、鱼腥草 30g、败酱草 15g、蒲公英 15g，以清热解毒、化痰消痈。

3. 痰湿蕴肺证

此型多见于慢阻肺急性发作期之后，咳喘较前明显减轻，但仍痰多，常因痰而嗽，痰出咳平，色白或呈灰色，质黏腻或稠厚成块，伴胸闷脘痞，呕恶纳呆，神疲体倦，大便时溏，舌质淡暗，苔白腻，脉细滑或濡滑。治宜燥湿化痰，降逆止咳。方选平胃二三汤（平胃散、二陈汤、三子养亲汤）加减。

缓解期

1. 阴虚血瘀痰凝证

症见喘息气短，咳嗽痰少，色白或黄，质黏难咳，伴口燥咽干唇黯，形体消瘦，身热心烦，夜寐欠安，舌红或黯红，苔少或苔腻，脉细滑数。治宜养阴清热，和血化痰。方选金水六君煎加味。

2. 气虚血瘀痰阻证

最常见证型，在肺胀初、中、后期均可见到。症见喘息气短，动则尤甚，咳嗽痰多，色白黏或呈泡沫，常易感冒，每因气候变化而诱发，伴口唇暗淡，脘痞纳呆，倦怠乏力，舌淡暗，苔薄腻或白滑，脉细滑。治宜益气活血，化痰平喘。方选六君子汤合玉屏风散加减。

3. 气阴两虚，痰瘀阻络证

症见喘憋心悸，动则尤甚，咳痰量少，质黏难咯，唇甲发绀，心烦失眠，声低气怯，少气懒言，口干便秘，舌嫩红或淡暗，苔少或薄腻，中间剥脱，脉沉细或细涩。治宜益气养阴，化痰通络。方选生脉饮合旋复代赭汤加减。

4. 脾肾阳虚，水湿内停证

常见于重度慢阻肺合并右心衰竭，症见喘促心悸，不得平卧，咳痰清稀或呈泡沫，面浮肢肿，畏寒尿少，脘痞纳呆，面唇青紫，舌淡胖质黯，苔白腻或水滑，脉沉细。治宜温阳健脾，泻肺利水。方选真武汤合桑苏桂苓饮加减。

5. 肝肾阴虚，痰蒙清窍证

常见于重度COPD合并呼吸衰竭，症见咳逆喘促，咳痰不爽，表情淡漠，神志恍惚，嗜睡甚或昏迷，或躁烦谵妄，肢体瞤动，舌质黯红或红绛，舌体瘦小，苔白腻或黄腻，脉细滑数。治宜柔肝熄风，涤痰开窍。方选一贯煎、菖蒲郁金汤合涤痰汤加减(图8)。

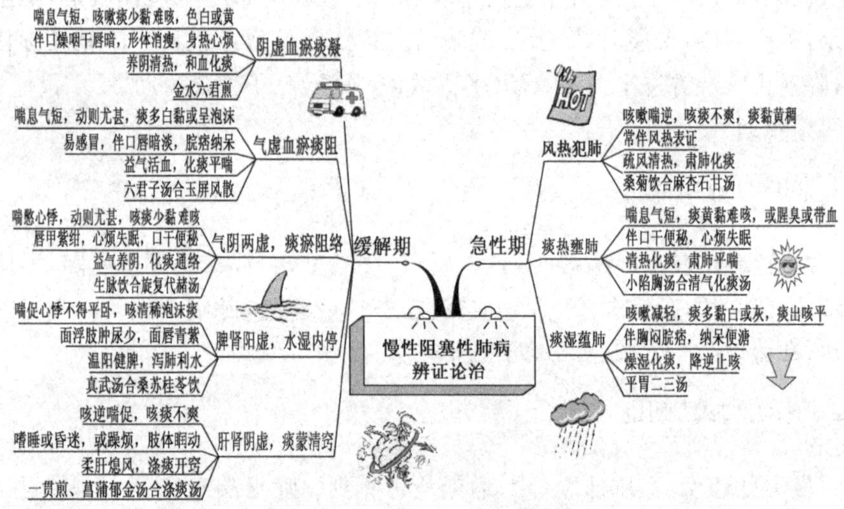

图8　慢性阻塞性肺病的辨证论治

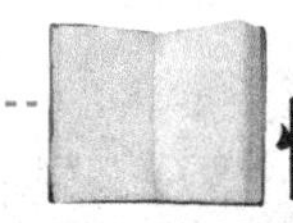

慢性阻塞性肺病的大医之法

大医之法一：慢性阻塞性肺病急性期清热化痰方

搜索

(1)李铁群验方

药物组成：石膏15g(先煎)，半夏10g，甘草5g，鱼腥草30g，北杏仁15g，云苓15g，黄芩15g，枇杷叶15g，川贝母15g，桔梗10g，陈皮10g。加减：痰热壅结、便秘腹满者，加大黄、玄明粉通腑泄热；痰鸣喘息、不能平卧者，加射干、葶苈子泻肺平喘；若痰热伤津、口干舌燥，加花粉、知母、麦门冬以生津润燥。

功效：清肺化痰，降逆平喘。

主治：慢性阻塞性肺病急性期痰热壅肺证。

[李铁群．中西医结合治疗慢性阻塞性肺病急性发作期的临床观察. 中国医药导刊，2009，11(7)：1134～1135]

(2)杜祖光验方

药物组成：佛耳草30g，鱼腥草30g，当归10g，车前草12g，地龙10g，百部10g，陈皮10g。加减：气短、乏力，加党参15g，生黄芪30g，炒白术15g；畏寒、咳白痰，加法半夏12g，干姜10g；咳黄痰，加黄芩10g，桑白皮12g；发热，加生石膏30g，生甘草6g；痰鸣喘息不能卧，加葶苈子15g，五味子15g，莱菔子15g。

功效：清热化痰祛瘀，宣肺平喘。

主治：慢性阻塞性肺病急性期痰热壅肺证。

[杜祖光．佛鱼饮治疗29例慢阻肺病急性发作期患者的疗效观察．现代中医药，2008，28(5)：1～3]

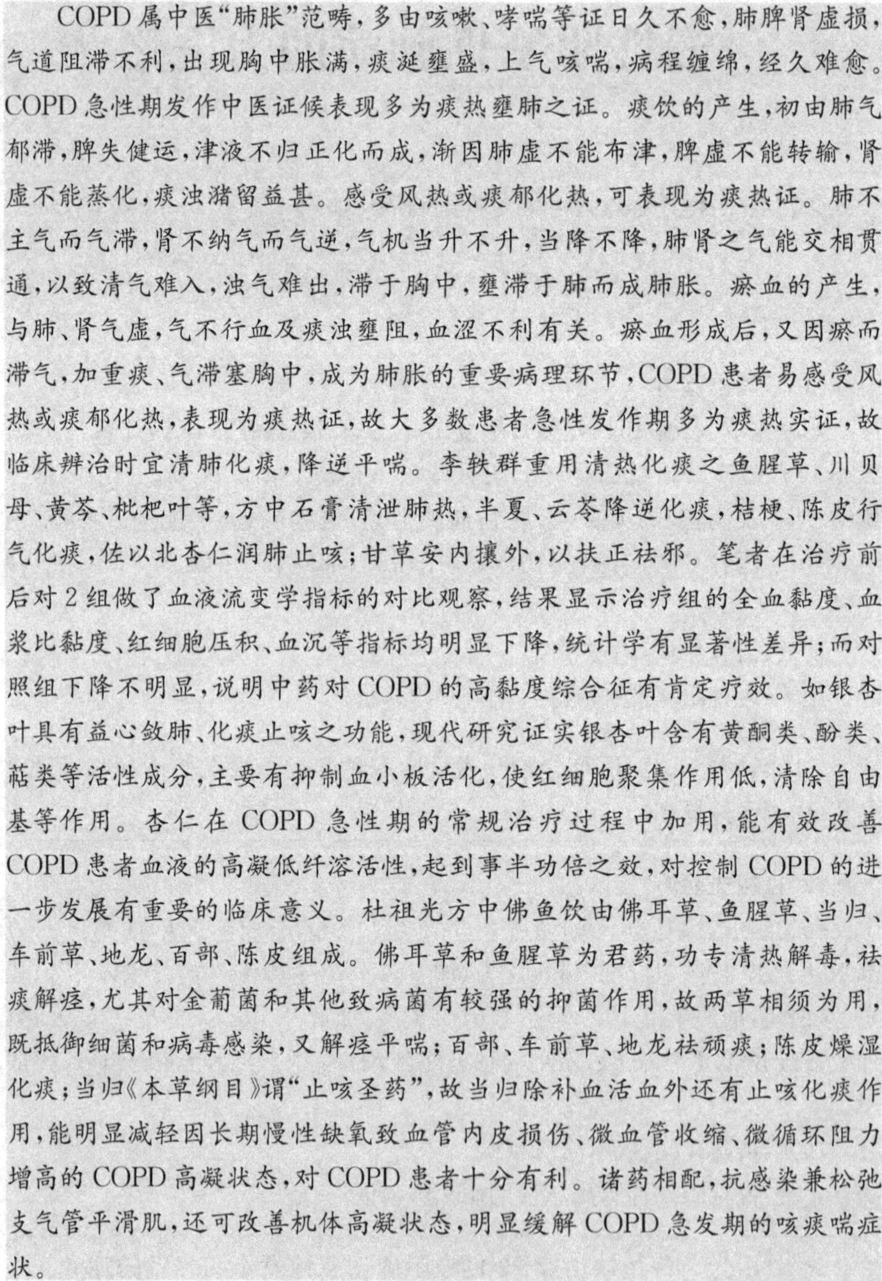

大医有话说

COPD属中医“肺胀”范畴，多由咳嗽、哮喘等证日久不愈，肺脾肾虚损，气道阻滞不利，出现胸中胀满，痰涎壅盛，上气咳喘，病程缠绵，经久难愈。COPD急性期发作中医证候表现多为痰热壅肺之证。痰饮的产生，初由肺气郁滞，脾失健运，津液不归正化而成，渐因肺虚不能布津，脾虚不能转输，肾虚不能蒸化，痰浊潴留益甚。感受风热或痰郁化热，可表现为痰热证。肺不主气而气滞，肾不纳气而气逆，气机当升不升，当降不降，肺肾之气能交相贯通，以致清气难入，浊气难出，滞于胸中，壅滞于肺而成肺胀。瘀血的产生，与肺、肾气虚，气不行血及痰浊壅阻，血涩不利有关。瘀血形成后，又因瘀而滞气，加重痰、气滞塞胸中，成为肺胀的重要病理环节，COPD患者易感受风热或痰郁化热，表现为痰热证，故大多数患者急性发作期多为痰热实证，故临床辨治时宜清肺化痰，降逆平喘。李轶群重用清热化痰之鱼腥草、川贝母、黄芩、枇杷叶等，方中石膏清泄肺热，半夏、云苓降逆化痰，桔梗、陈皮行气化痰，佐以北杏仁润肺止咳；甘草安内攘外，以扶正祛邪。笔者在治疗前后对2组做了血液流变学指标的对比观察，结果显示治疗组的全血黏度、血浆比黏度、红细胞压积、血沉等指标均明显下降，统计学有显著性差异；而对照组下降不明显，说明中药对COPD的高黏度综合征有肯定疗效。如银杏叶具有益心敛肺、化痰止咳之功能，现代研究证实银杏叶含有黄酮类、酚类、萜类等活性成分，主要有抑制血小板活化，使红细胞聚集作用低，清除自由基等作用。杏仁在COPD急性期的常规治疗过程中加用，能有效改善COPD患者血液的高凝低纤溶活性，起到事半功倍之效，对控制COPD的进一步发展有重要的临床意义。杜祖光方中佛鱼饮由佛耳草、鱼腥草、当归、车前草、地龙、百部、陈皮组成。佛耳草和鱼腥草为君药，功专清热解毒，祛痰解痉，尤其对金葡菌和其他致病菌有较强的抑菌作用，故两草相须为用，既抵御细菌和病毒感染，又解痉平喘；百部、车前草、地龙祛顽痰；陈皮燥湿化痰；当归《本草纲目》谓“止咳圣药”，故当归除补血活血外还有止咳化痰作用，能明显减轻因长期慢性缺氧致血管内皮损伤、微血管收缩、微循环阻力增高的COPD高凝状态，对COPD患者十分有利。诸药相配，抗感染兼松弛支气管平滑肌，还可改善机体高凝状态，明显缓解COPD急发期的咳痰喘症状。

大医之法二：慢性阻塞性肺病急性期清肺化湿活血方

搜索

(1)石克华验方

药物组成：桑白皮、贝母、茯苓、紫苏子、南沙参、桃仁、丹参各15g，黄芩、甘草各9g，金荞麦根、鱼腥草、薏苡仁各30g，陈皮、厚朴各12g。

功效：清肺化湿，活血化瘀。

主治：慢性阻塞性肺病急性期痰湿阻肺证。

［石克华．清肺化湿活血法治疗慢性阻塞性肺病急性加重期33例临床研究．中医药信息，2004，21(4)：56～57］

(2)石岫岩验方

药物组成：苇茎30g，射干12g，枇杷叶15g，桃仁12g，郁金15g，冬瓜仁30g，薏苡仁30g，杏仁12g，滑石15g，黄芩15g，瓜蒌15g，前胡15g，葶苈子15g。

功效：清热宣肺，化湿祛痰，活血化瘀。

主治：慢性阻塞性肺病急性期痰湿阻肺证。

［石岫岩．苇茎宣痹汤治疗慢性阻塞性肺病急性期40例．山东中医杂志，2007，26(2)：99～101］

大医有话说

肺热、痰湿、血瘀是慢性阻塞性肺病急性发作期主要病理机制。以往对COPD急性加重期的中医治疗多注重清热解毒，活血化瘀，而忽视化湿之法。石克华采用清肺化湿活血法治疗，并重视健脾化湿。主要治疗药物有桑白皮、黄芩、贝母、金荞麦根、鱼腥草清肺燥湿化痰；薏苡仁、茯苓健脾化湿；陈皮、厚朴、紫苏子理气化湿，降气平喘；南沙参养阴润肺，祛湿化痰；桃仁、丹参活血祛瘀；甘草调和诸药。全方共奏清肺化湿、活血之功。石岫岩方中苇茎宣痹汤是由《千金要方》苇茎汤和《温病条辨》上焦篇宣痹汤化裁而成。苇茎汤原方由苇茎、桃仁、薏苡仁、冬瓜仁组成。本方原为治疗肺痈所立，以咳吐臭痰脓血、胸中隐隐作痛、发热或微热、舌红苔黄腻、脉滑数为主症。具有清肺化痰、逐瘀排脓之功效。故临床上不仅用于治肺痈，而且可以治疗痰热、痰瘀互结之喘咳。尤适用于肺胀而伴有瘀血之证。宣痹汤方由枇杷叶、郁金、射干、通草、淡豆豉组成，原为主治“太阴湿温，气分痹郁而哕者”，功能宣肺化湿，是轻开肺痹的代表方。将苇茎汤与宣痹汤加减化裁，创立新方苇茎宣痹汤，由苇茎、桃仁、杏仁、薏苡仁、冬瓜仁、枇杷叶、郁金、射干、滑石、黄芩、瓜蒌、前胡、葶苈子组成。方中苇茎甘寒轻浮，善治肺热；冬瓜仁清热化痰、利湿排脓，能清上彻下；桃仁活血祛瘀，润肠通便。三药合用，清透肺热，化痰利湿，活血化瘀，共为君药。黄芩清热燥湿，泻火解毒；射干清热解毒，祛痰利咽，黄芩、射干助君药苇茎清泄肺热。薏苡仁甘淡微寒，上清肺热而排脓，下利肠胃而除湿，滑石通利水道，薏苡仁、滑石二药相合，能助冬瓜仁利湿化痰，遵“治湿不利小便，非其治也”之旨，使湿热从小便而解。郁金行气解郁，又能开血分之痹结，助君药桃仁活血化瘀。瓜蒌清热化痰，宽胸散结，润肠通便。枇杷叶化痰止咳；杏仁宣通上焦肺气而止咳平喘，葶苈子降气祛痰，共为佐使药。诸药共用，具有清肺化湿、祛痰化瘀之功效，使湿、热、痰、瘀得解，则痰自消，咳喘平。

大医之法三：慢性阻塞性肺病缓解期益气补脾方

搜索

(1)刘小虹验方

药物组成：熟地黄24g，山茱萸、山药、毛冬青、全瓜蒌各129，牡丹皮、泽泻、茯苓、麦冬、葶苈子各9g，五味子6g，人参10g，白术、炙甘草各9g。

功效：敛肺纳肾，健脾益气，活血祛痰。

主治：慢性阻塞性肺病缓解期。

［刘小虹．培土生金法在慢性阻塞性肺疾病缓解期的应用研究．新中医，2002，34(10)：18～19］

(2)杨伟验方

药物组成：太子参10g，炒白术10g，云茯苓10g，姜半夏10g，广陈皮6g，怀山药15g，当归尾9g，紫丹参12g，桔梗9g，桑白皮12g，炒黄芩12g，浙贝母10g，玉竹10g，炙甘草6g。

功效：健脾化痰，益气活血。

主治：慢性阻塞性肺病缓解期。

[杨伟．健脾活血法治疗缓解期慢性阻塞性肺病．实用中医内科杂志，2007，21(9)：74]

大医有话说

中医学认为本病在缓解期基本病机是本虚标实，正虚邪实存在于疾病发展的全过程，治疗上宜扶正祛邪。脾为后天之本，气血生化之源。若肺虚导致脾虚，即所谓"子盗母气"，则出现少气懒言、肌肉消瘦。脾失健运，水湿内聚生痰，上壅气道，则咳、痰、喘的症状进一步加重。培土生金法通过健脾益气、燥湿化痰，达到补益肺气的目的，从而改善症状。刘小虹方中熟地黄、山萸肉、山药、泽泻、牡丹皮、白茯苓组成六味地黄丸，具有三补三泻的特点。重用熟地滋阴补肾，填精益髓，为君药；山茱萸补养肝肾，并能涩精，取肝肾同源之意，山药补益脾阴，亦能固肾，共为臣药。三药配合，肾肝脾三阴并补，是为三补；但熟地黄用量是山萸肉和山药之和，故仍以补肾为主。泽泻利湿而泄肾浊，并能减熟地黄之滋腻；茯苓淡渗脾湿，并助山药之健运，与泽泻共泻肾浊，助真阴得复其位；丹皮清泄虚热，并制山茱萸之温涩。三药称为三泻，均为佐药。瓜蒌清热涤痰，宽胸散结，润燥滑肠。毛冬青清热解毒、活血通络。葶苈子泄肺平喘，行水消肿，五味子补肾纳气平喘。人参、白术益气健脾。甘草调和诸药。全方在益气补肾纳气基础上，培土生金。而杨伟验方中太子参、白术、茯苓、山药益气健脾，半夏、陈皮燥湿化痰，桔梗宣肺化痰，桑白皮、黄芩清热泄肺，当归、丹参活血化瘀，辅以贝母、玉竹润肺止咳，共奏益气健脾、活血化瘀、化痰止咳之功效。

大医之法四：慢性阻塞性肺病缓解期补肾纳气方

搜索

(1)邵长荣验方

药物组成：桑白皮、桑寄生、桑葚子、平地木、功劳叶、青皮、陈皮、半夏、赤芍药、白芍药、川芎、石菖蒲、茯苓、猪苓、薏苡仁。

功效：泻肺化痰，活血祛湿，补肾纳气。

主治：慢性阻塞性肺病缓解期。

［汪泳涛．邵长荣三桑汤治疗慢性阻塞性肺疾病经验．上海中医药杂志，2007，41(9)：7～8］

(2)秦光灿验方

药物组成：肉桂6g，黄芪30g，丹参12g，川芎10g，生麻黄3g，杏仁、白芍、法半夏、苏子、桑白皮、黄芩、地龙各10g，甘草5g。

功效：补肾纳气，扶正祛邪。

主治：慢性阻塞性肺病缓解期。

［秦光灿．补肾活血益气汤治疗慢性阻塞性肺疾病38例临床疗效观察．中国现代药物应用，2010，4(21)：151～152］

大医有话说

邵长荣方中三桑——桑白皮、桑寄生、桑葚子为主药，意在平补平泻，寒热温凉并用，为补不助邪，泻不伤正之法，故名三桑汤。桑白皮甘寒，专入肺经，能泄肺中痰热，泄而不峻，合陈皮、半夏、薏苡仁泄肺化痰。桑寄生苦平入肝肾，能祛风湿，活血通络。桑寄生合猪苓、茯苓、薏苡仁能祛湿以平喘。桑葚甘寒入肝肾，养阴血，益肝肾，纳气平喘，补而不腻。邵老在慢性阻塞性肺疾病的治疗中还非常重视病人情绪和睡眠的异常。因肝主疏泄，气、血、水的通利有赖于肝的正常疏泄；且情绪的激动和睡眠的不足，可增加氧耗，加重呼吸困难；肝郁克土，脾虚生痰，痰湿上壅势必加重咳喘。现代医学也认识到自主神经功能失调是慢性阻塞性肺疾病的病理之一。治疗中佐以舒肝理气，宁心安神，可以更好地改善症状，提高疗效。平地木苦寒，入肺肝经，能平肝清肺，止咳平喘，合青皮、柴胡，肺肝同治，尤其适用于慢性阻塞性肺疾病木郁金壅之咳喘。全方轻补轻泻，补肾不生痰、不助热，泻肺不伤脾、不伐肾，使痰湿去、肺气清、肾气实、气血通利，则咳喘可平。秦光灿方中宣肺活血补肾汤以扶正气为主，驱邪为辅。方中黄芪为益肺健脾、敛汗固表之要药，能促进人体白细胞干扰素的诱生能力，抑制细胞核糖核酸代谢，提高免疫球蛋白IgA水平。且黄芪能在多个环节阻断免疫反应，抑制过敏介质释放。哮喘日久，必生瘀血，故用丹参、川芎活血化瘀，又可补血。麻黄有松弛支气管平滑肌作用；苏子、桑白皮使肺气得以肃降；地龙则有显著的支气管舒张作用；肉桂具有补火助阳之功用。诸药合用，则正气得以恢复，血气化源逐渐充足，肾中精气不断充沛，从而达到改善症状、恢复体质、预防复发的目的。

大医之法五：慢性阻塞性肺病缓解期益气养阴方

搜索

(1)季红燕验方

药物组成：法半夏 10g，茯苓 10g，川芎 6g，炒谷芽 10g，炒麦芽 10g，百合 20g，山药 30g，沙参 30g，佛手 10g，山楂 15g，金沸草 10g，浙贝母 10g。

功效：益气养阴，健脾补肺。

主治：慢性阻塞性肺病缓解期。

［季红燕．益气养阴法治疗慢性阻塞性肺病缓解期营养不良患者的临床观察．山东中医杂志，2003，22(1)：11～12］

(2)张柏明验方

药物组成：百合 24g，生地黄、熟地黄各 15g，川贝 12g，桔梗 12g，枳壳 10g，麦门冬 12g，白芍 20g，当归 12g，沙参 12g，怀山药 15g，茯苓 15g，黄芪 15g，生甘草 6g。

功效：益气养阴，健脾补肾纳气。

主治：慢性阻塞性肺病缓解期。

［张柏明．加强健康宣教及自拟益肺养阴汤治疗慢性阻塞性肺疾病. 中国民族民间医药，2009，18(24)：159～160］

大医有话说

慢性阻塞性肺病病久多为气阴两虚，如单用四君之类益气健脾，有壅塞气机之嫌。故选用益气养阴、化痰行气、活血祛瘀之法。季红燕方中沙参、百合、茯苓、山药益脾气、养胃阴，半夏、茯苓、金沸草、浙贝母、山楂化痰行气，川芎、佛手行气活血，山楂、谷芽、麦芽开胃增进食欲。脾运化及胃受纳功能恢复后，饮食自然增加，气血得以资生，肌肉则丰满而壮实，脾气健运则无生痰之源。本病病位在肺，但脾为肺之母，通过补脾助肺方法使肺气旺，则卫外功能强，邪气不易入侵。张柏明方主要为百合固金汤加减化裁而成，百合固金汤功用养阴清热、润肺化痰为治肺肾阴亏咳嗽的常用方，有报道百合固金汤对实验动物炎症状态的肺部毛细血管通透性、白细胞游走反应均有明显的抑制作用，提示具有抗炎、镇咳、化痰等功效。本方以百合等润肺养阴生津之品为主，枳壳理气宽中，行滞消胀，沙参加强养阴和益气，怀山药健脾、厚肠胃、补肺、益肾，茯苓宁心益脾补肾利水渗湿化痰，黄芪补气升阳、益气固表、补气益阴、利水消肿；现代药理学研究表明，黄芪其临床作用广泛，具有强心、抗心肌缺血、提高免疫力、降糖、抗衰老、保护脏器等多种药理作用。诸药相伍，使肺肾得养，脾运得当，阴液充足，表固肺肾气足，痰咳得止。

第5章 不可小觑的细菌性肺炎

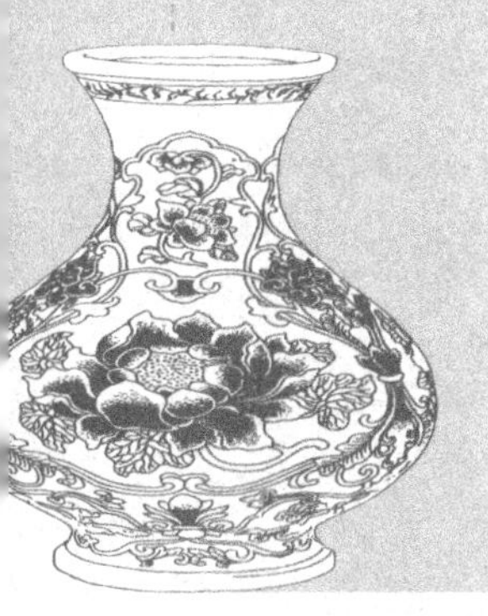

细菌性肺炎占成人各类病原体肺炎的80%，常有受寒、劳累等诱因或伴慢性阻塞性肺病、心力衰竭等基础疾病，1/3患者病前有上呼吸道感染史。多数起病较急。部分革兰阴性杆菌肺炎、老年人肺炎、医院内肺炎起病隐匿。发热常见，多为持续高热，抗生素治疗后热型可不典型。咳嗽、咳痰甚多，早期为干咳，渐有咳痰，痰量多少不一。痰液多呈脓性，咯血少见。部分有胸痛，累及胸膜时则呈针刺样痛。下叶肺炎刺激膈胸膜，疼痛可放射至肩部或腹部，后者易被误诊为急腹症。全身症状有头痛、肌肉酸痛、乏力，少数出现恶心、呕吐、腹胀、腹泻等胃肠道症状。重症患者可有嗜睡、意识障碍、惊厥等神经系统症状。肺炎在中医临床中属于“风温”、“肺热”、“喘咳”、“胸痛”等范畴。

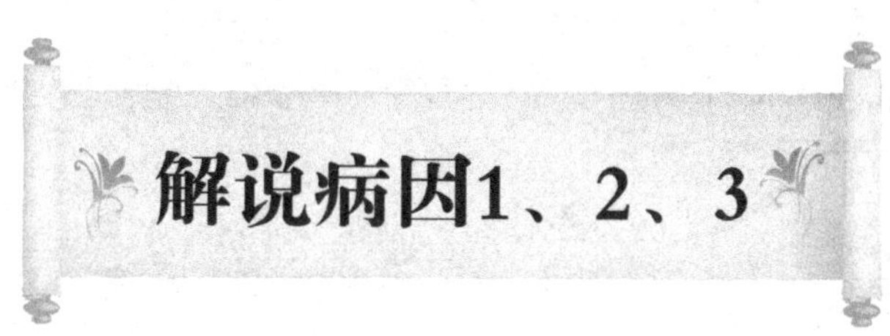

解说病因1、2、3

1. 外感邪气

六淫之邪侵袭人体，从口鼻而入，首犯肺卫，邪正相争，则发热、恶寒；风热犯肺，肺失宣肃，则咳嗽、咯痰。若外感病势不解，外邪入里而达气分，或寒郁化热，或邪热郁肺，或素体热盛，热邪炽盛，灼津炼液成痰，痰热塞肺，肺气不清。

2. 正气虚弱

如先天禀赋不足或后天起居不当，劳作过度，正气耗伤，腠理不密，卫表不固，外邪乘袭，发于此病。

外感六淫或劳倦，体虚感受外邪，邪犯肺卫，卫气被遏，则出现恶寒、发热，热邪壅肺，炼液为痰，痰热阻于肺，肺失宣降，肺气不利则咳嗽、痰黄、气促；痰热阻滞于胸则疼痛发作；热积于肺，伤及肺络则痰中带血或铁锈色痰。如不及时救治，进一步发展则病势凶险，邪热闭阻于内，阳气不达，或邪热太盛，正气不支，或邪正剧争，正气溃败，骤然外脱，则阴津失其内守，阳气不能固秘，终则阴阳不能维系，形成阴竭阳脱之危象。此病位在肺，与心、肝、肾关系密切(图 9)。

中医治病，先要辨证

1. 风热犯肺证

症状表现为呼吸急促、有汗、口微渴、轻度烦躁、咽红、舌苔薄黄、舌尖

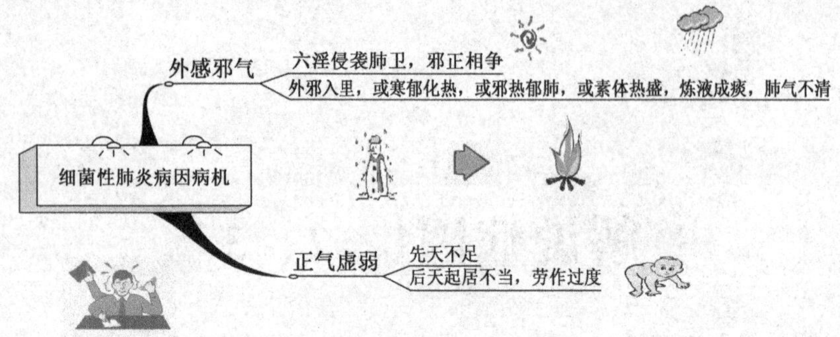

图9　细菌性肺炎的病因病机

红，治疗重点在于散风清热、宣肺止咳。方以桑菊饮加减。

2. 风寒闭肺证

症状为咳嗽、呼吸急促、发热不高、无汗、恶寒、舌苔薄白、舌质淡红、脉浮紧，治疗重点在于祛风散寒、止咳定喘。方以三拗汤加减。

3. 痰热闭肺证

症状表现为发热无汗或少汗、咳嗽、喘憋、痰鸣、腹胀、胸满、烦躁不安、舌苔黄腻、舌质红、脉滑，治疗时以清热化痰、宣肺开闭、降逆平喘为重点。方以麻杏石甘汤合苇茎汤加减。

4. 热闭心神证

邪热炽盛而神闭，以发热口渴，神志昏迷，或谵语、狂乱，面赤气粗，舌红苔黄，脉滑数等为常见症的证候。当清热泻火以开窍醒神。方以清营汤加减。

5. 阴竭阳脱证

神色大衰，烦躁不安，精神恍惚，甚至蒙眬，四肢不温，津津汗出，身潮如油，气息短促，心痛不止，舌质红绛，少津唇燥，舌苔厚或剥，脉象细数或沉迟欲绝，或涩而结代。多因久病不愈而又突然暴发。多系在阴阳之气逐渐耗竭的基础上，加之暴发因素的袭击，动摇根本，致使真阳虚损于上，失去阴阳互根、平衡的关系。虚阳上扰神明，见烦躁不安，或神脱，阴不敛阳，气脱于上则气息短促。阳脱，卫阳不固则汗出如油。阳不温煦四末，则四肢不温。

阴阳分离则脉沉涩，甚至散乱。舌剥少津为土气绝，后天之本将竭。当回阳救逆，方以生脉散合四逆汤加减。

6. 正虚邪恋证

多为正气大虚，余邪未尽，或邪气深伏，正气无力驱尽病邪，致使疾病处于缠绵难愈的病理过程，一般多见于疾病后期。以低热不退，或夜热早凉，心烦口渴，便结尿黄，体瘦疲乏，舌红少津，脉细数等为常见症的证候。当益气养阴，扶正祛邪。方以竹叶石膏汤加减(图 10)。

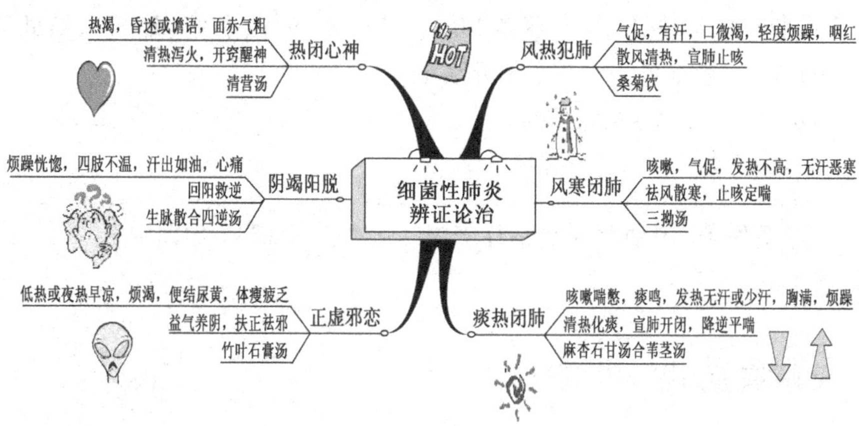

图 10 细菌性肺炎的辨证论治

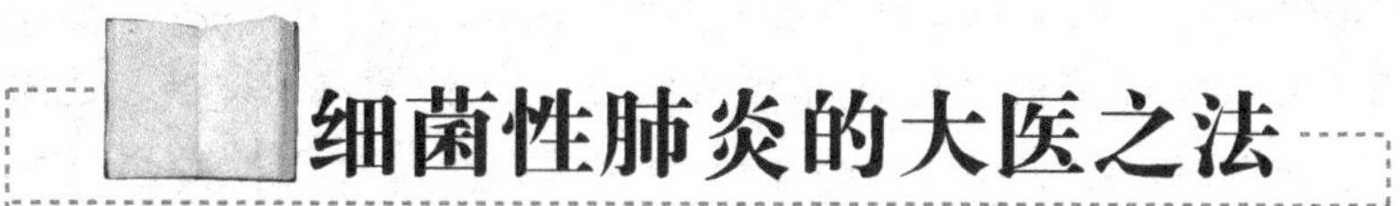

细菌性肺炎的大医之法

大医之法一：清热泻肺方

搜索

(1)苗曼华验方

药物组成：金银花、大青叶各 30g，柴胡、连翘、紫草各 20g，甘草 5g。水煎温服，轻者每日 1 剂，重者每日 2 剂。小儿酌情定量。风热表证加淡豆豉、牛蒡子、蝉蜕；风毒表证加蒲公英、鱼腥草、穿心莲；肺热加桔梗、牛蒡子、前胡;胃热加生地黄、知母、石膏;热极动风加羚羊角、钩藤、石决明;湿热淋证加茯苓、泽泻、车前子。

功效:辛凉解表,清热解毒。

主治:细菌性肺炎急性高热者。

[苗曼华.清热解毒汤治疗急性感染性高热512例.安徽中医学院学报,2001,20(4)]

(2)薛香菊验方

药物组成:鱼腥草、全瓜蒌各15g,茯苓12g,黄芩、半夏、桑白皮、浙贝母各10g,杏仁、竹茹各9g,桔梗、甘草各6g。

功效:清肺化痰,止咳平喘。

主治:细菌性肺炎痰热壅肺者。

[薛香菊.中西医结合治疗细菌性肺炎临床观察.山西中医,2010,26(4):19～20]

大医有话说

风温肺热病是由风热病邪犯肺,热壅肺气,肺失清肃所致的一种外感病症。金代刘完素对外感热病的病因病机主火热论,认为外感热病的病因主要是火热病邪,即使是其他外邪也是"六气皆从火化",既然病理属性是火热,因此主张"热病只能作热治,不能从寒医",治疗"宜凉不宜温",这就突破了金代以前对外感热病必从寒邪立论,治疗多用辛温的学术束缚,是外感热病理论的一大进步。苗曼华清热解毒汤方中,柴胡功能疏散退热,升阳舒肝。用于感冒发热、寒热往来、疟疾,肝郁气滞,胸肋胀痛,脱肛,子宫脱落,月经不调。大青叶、紫草辛凉解毒、疏泄肌腠、清热解毒、调和营卫,现代药理研究表明,金银花具有抑菌、抗病毒、抗炎、解热、调节免疫等作用。连翘功效清热解毒、疏风热、清心热,主治温热病及风温肺热。甘草性平,味甘,有解毒、祛痰、止痛、解痉以致抗癌等药理作用。在中医上,甘草补脾益气,滋咳润肺,缓急解毒,调和百药。甘草的黄酮具有消炎、解痉和抗酸作用。西医药理发现,甘草有抗炎和抗变态反应的功能,因此在西医临床上主要作为缓和剂,缓解咳嗽,祛痰,治疗咽痛喉炎。故共为使药,以调和诸药,载药上行,并助抗炎,清热解毒之效。全方有宣透肌腠、清热解毒、调和营卫、益气和胃、逐邪外出之功，更取其重剂，降热快。薛香菊认为细菌性肺炎属中医学咳嗽范畴，病位在肺，与肺脾关系密切。细菌性肺炎根据证候分为多个证型，其中痰热阻肺型较为常见，主要病因、病机为温热之邪或风燥犯肺，肺气不宣，热蒸津液聚为痰，或燥邪灼津生痰，肺气失于宣发肃降，而发为咳嗽、咳痰等。主要表现为：身热烦渴，汗出，咳嗽气促，或喘促，或痰黄带血，胸闷胸痛，口渴，舌红苔黄，脉洪数或滑数。清金化痰汤，清热化痰，宣肺止咳。方中桑白皮、黄芩、鱼腥草清泻肺热；杏仁、贝母、瓜蒌、竹茹、半夏、茯苓清肺化痰，桔梗宣肺利咽，甘草调和诸药，共奏清肺化痰、止咳平喘之效。现代药理学表明：黄芩、桑白皮、鱼腥草有抗病原体（细菌、病毒）、抗细菌毒素及抗炎作用；黄芩、桑白皮、鱼腥草对不同致热原所致的发热有不同程度的解热作用，对Ⅰ型变态反应有明显抑制作用；黄芩、鱼腥草煎液，可抑制肥大细胞增殖、分化及释放炎性介质，还有一定的扩张支气管作用；杏仁、贝母、全瓜蒌、竹茹，有增加呼吸道分泌量从而稀释痰液发挥祛痰作用；桔梗、杏仁、半夏还作用于中枢神经系统而有镇咳作用，从而达到祛痰止咳平喘的目的；茯苓有增强机体免疫功能作用，增加胸腺、脾脏、淋巴重量，增强巨噬细胞的免疫功能，有抗病原体作用，从而提高机体免疫力，促进机体的康复。采用清金化痰汤加减配合抗生素，治疗痰热壅肺型细菌性肺炎疗效显著，能显著缩短病程，减少抗生素的应用时间，从而减轻耐药性的产生，值得临床医师借鉴。

大医之法二：活血化瘀方

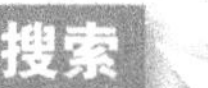

搜索

(1)焦扬验方

药物组成：丹参30g，黄芩15g，连翘15g，杏仁10g，虎杖15g，皂刺3g，酒军3g。

功效：活血化瘀，清热解毒。

主治：耐药菌引起的细菌性肺炎。

[焦扬．活血解毒法治疗耐药菌致细菌性肺炎57例．北京中医药大学学报，2001，24(5)：53～54]

(2)月辰验方

药物组成:黄芩 6g,鱼腥草 9g,金银花 15g,瓜蒌皮 9g,川芎 6g,川贝母 6g,红花 6g,赤芍 6g,牡丹皮 6g,炒杏仁 5g,炒桃仁 5g,桔梗 6g,车前子 9g,生甘草 3g。

功效:清热解毒,散瘀化痰。

主治:小儿细菌性肺炎后期湿啰音不消失者。

[月辰．散瘀化痰法治疗小儿肺炎后期湿啰音久不消失．天津中医,2002,19(6):57]

大医有话说

细菌性肺炎属于中医风温肺热病范畴;临床表现为发热、咳嗽、咳痰,舌红苔黄,脉弦滑;清热宣肺、止咳化痰为治疗常法。痰是本病最为重要的病因;同时,由于病程的延长,从而产生了瘀、虚两个病理产物,这样痰、瘀、虚构成了本病的三大病机。肺为多气多血之脏,气血俱盛,久病患者耗伤正气,而肺气不足;感遇外邪,肺失宣发,津液不布,聚而为痰。痰浊停滞体内,久治不化则为老痰、顽痰。气为血帅,气机不畅,则血行受阻而瘀血内生。中医理论素有"久病入络"之说,耐药菌感染病程延长即是因为热邪、痰浊郁久而阻滞脉络,气血运行不畅,瘀血内生引起。痰瘀互阻,胶结难解,导致疾病病程延长,反复发作,缠绵难愈。中医理论认为,邪盛为毒,久瘀、顽痰均属中医之毒邪,当攻伐而解。但这类患者大多年高久病,正气多有不足,虚的一面不容忽视,苦寒峻猛之品用之有碍,或仅可暂用不宜久用,因此,在临床治疗中,注重解毒和活血化瘀成为治疗的关键。在常用疗法基础上重用活血解毒,使得血脉通畅,毒邪得化解之机。焦扬用黄芩泻实火,连翘清热解表,丹参活血化瘀。丹参制剂中含有隐丹参酮、二氢丹参酮,对体外的金黄色葡萄球菌、大肠杆菌、变性杆菌有抑制作用。虎杖的功用是清热解毒、活血通经。现代药理研究表明虎杖煎液(25%)对金黄色葡萄球菌、卡他球菌、甲型或乙型链球菌、大肠杆菌、绿脓杆菌有抑制作用(琼脂平板挖孔法)。高浓度(根)对钩端螺旋体也有杀灭作用。皂刺辛、温,归肝、胃经,拔毒排脓,活血消肿。酒军是酒制大黄,属中药通腑降浊类药物,功能泻下力缓,泻火解毒。而月辰等在临床发现有些小儿肺炎患者,在体温恢复正常之后,肺脏内局部的湿性啰音仍不消失。对此类患者,用抗生素或加用激素,甚或光疗后，效果亦不显著。在这种情况下，单纯采用清热宣肺、化痰止咳之品治疗效果往往不佳。因为瘀血不去，阻碍肺脏局部组织津液的输布，使之瘀积难消而渗出不断，虽用祛痰止咳之品治之，因生痰之源未除，故痰仍不断，咳仍不止，啰音不消。惟加活血散瘀之品治之，使瘀血散而脉络通，津液运行无阻而通畅，则肺脏局部组织水肿必然消散而不再渗出，使痰清咳止，湿啰音亦随之消失。基于上述认识，拟清热解毒、散瘀化痰、宣肺止咳之法治之。方中金银花、黄芩、鱼腥草清肺解毒；牡丹皮、赤芍、红花活血祛瘀通络；瓜蒌皮、川贝母清热化痰；桔梗、杏仁、炙甘草、车前子宣开肺气，祛痰止咳。诸药相伍有清热解毒、活血散瘀、宣肺祛痰之功，从而使湿啰音得以消失。

大医之法三：养阴清肺方

搜索

(1)叶枫验方

药物组成：玄参30g，生地20g，麦冬20g，大黄粉9g，芒硝5g。

功效：养阴增液，通腑泄热。

主治：细菌性肺炎热结阴亏者。

[叶枫．增液承气汤佐治细菌性肺炎42例．中国中西医结合杂志，2000，20(12)：944]

(2)李茹验方

药物组成：青蒿、鳖甲、生地、知母、牡丹皮、太子参、玉竹、紫菀、款冬花、浙贝母。

功效：益气养阴，清热止咳。

主治：老年细菌性肺炎后期气阴两伤型。

[李茹．青蒿鳖甲汤治疗老年社区获得性肺炎30例疗效观察．2008，24(3)：297]

大医有话说

中医学认为，细菌性肺炎属于“咳嗽”、“风温肺热”范畴，其辨证属热结阴亏者临床表现以身热便秘、口干唇焦、舌红少苔、脉搏细数为主。该病病机为温病热结阳明，大便不行，导致邪热愈盛，津液更竭，证属虚实夹杂，阴液亏虚，当以养阴增液、通腑泄热为治则。古籍论：增液承气汤是滋阴泄热，增水行舟之剂。温病热结，津液亏耗，燥屎不行，下之又不通，此是无水舟停。叶枫方中玄参清热养阴，解毒散结；生地清热凉血，养阴生津；麦冬养肺益气。三药合用，可起“增水行舟”之作用，使得津液渐复，肠燥得润，燥屎易下。而大黄、芒硝则起泄热通便、清热利肠的作用。硝黄配增液汤，下之而不伤其阴，增液汤伍硝黄，润之而无恋邪之弊。药理学研究认为，该方可减少肠道黏膜对细胞内毒素和氨类物质的吸收，改善机体内环境，减少内毒素对肺组织的损伤，起到了调节体液平衡、排除毒素的作用。老年社区获得性肺炎，中医辨病归属于风温肺热病，后期多以余热未尽，气阴两虚为常见证型，表现为低热、干咳，甚或咳声无力、痰少、神疲乏力、口干渴、纳差，舌质红，苔少或无苔，脉细数。在总结多年临床经验基础上，立法为益气养阴，透热止咳，以青蒿鳖甲汤加减化裁。李茹方中青蒿芳香清热透络，引邪外出，鳖甲滋阴潜阳，二者合为君药；生地养阴生津，知母滋阴润燥，二者皆为臣药；太子参补气生津，玉竹养阴润燥，生津止渴，紫菀、款冬花两药配伍，润肺止咳化痰，牡丹皮清透阴分伏热，为佐药；浙贝母化痰散结为使药。

第6章 名方在手，赶走非典型肺炎没问题

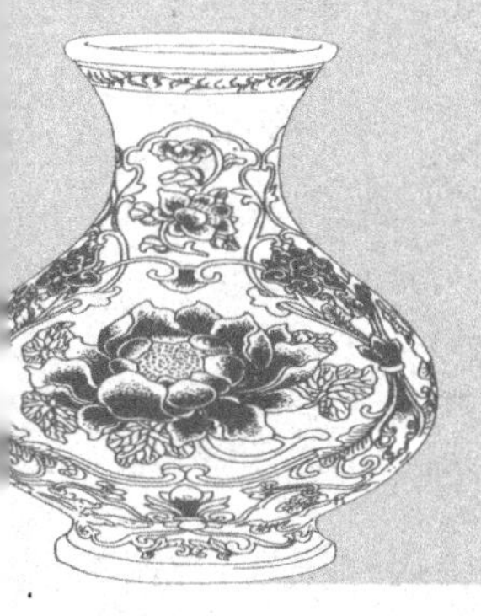

非典型肺炎是相对典型肺炎而言的，典型肺炎通常是由肺炎球菌等常见细菌引起的，症状比较典型，如发热、胸痛、咳嗽、咳痰等，实验室检查血白细胞增高，抗生素治疗有效。非典型肺炎本身不是新发现的疾病，它多由病毒、支原体、衣原体、立克次体等病原引起，症状、肺部体征、验血结果没有典型肺炎感染那么明显，一些病毒性肺炎对抗生素无效。

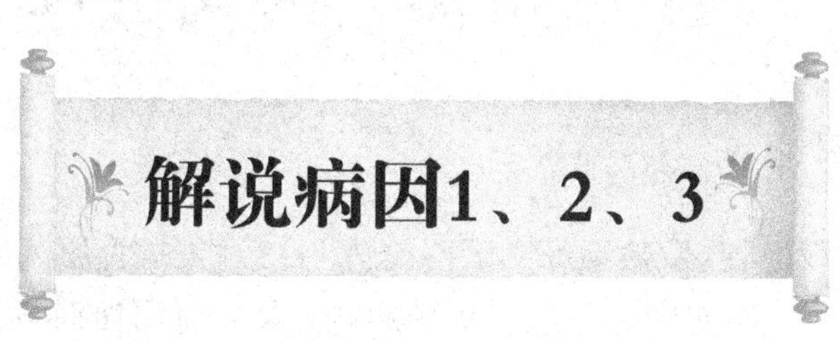

解说病因1、2、3

外感疫毒之气和正气亏虚为本病的两大病因，外邪侵袭为本病的主要致病因素，或风热或风寒或风燥及风湿，首犯肺卫，继入气分及营血分；正气不足，主要因于素体薄弱，卫外不固，或因劳倦汗出、淋雨受寒等一时正气亏虚，抗病力弱，外邪乘虚而入。急性期正邪交争，肺失宣降，时邪化火化燥，入营动血，恢复期正虚邪微，津伤肠燥为主要病机。

六淫外感，风为先导，挟四季时令之邪上犯，肺为娇脏，开窍于鼻，上连喉咙，若肺卫不固，邪气循口鼻咽喉侵袭于肺，正邪交争，肺气壅遏不宣，清肃之令失常，气逆不降，故为咳为喘，咽痛流涕。风寒、风湿、风热等邪壅阻于肺，化热化燥，化火生风，则呛咳阵发，咳甚面赤喉哑，甚或喘息哮吼，惊厥抽搐；热入营血，热迫血行，损伤肺络，则见斑疹、鼻衄、咯血等。恢复期正气渐复，邪气衰微，肺热津伤，肺与大肠相表里，肺伤津亏肠燥则便秘尿赤、咽干音哑、干咳气短(图 11)。

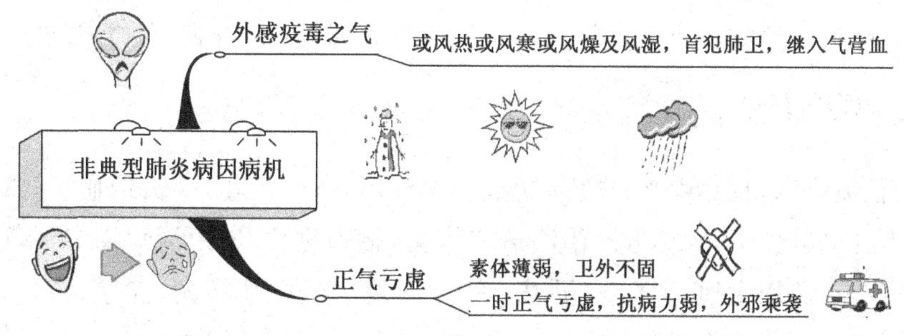

图 11　非典型肺炎的病因病机

中医治病，先要辨证

1. 风寒袭肺证

咳嗽，呼吸急促，发热不高，无汗，恶寒，舌苔薄白，舌质淡红，脉浮紧。治宜辛温散寒，宣肺止嗽。方选三拗汤加减。鼻塞流涕加荆芥、防风；喘憋明显加苏子、炒白果；面白肢冷加桂枝。

2. 风热犯肺证

呼吸急促，有汗，口微渴，轻度烦躁，咽红，舌苔薄黄，舌尖红。治宜辛凉清热，宣肺止嗽。方选银翘散加减。热重加黄芩；痰多加黛蛤散；口唇发绀加丹参。

3. 燥邪伤肺证

证见唇、舌、鼻均干，干咳少痰，痰黏难以咳出，咽喉干痛，口渴，舌红，脉数。治宜养阴清燥，润肺止咳。方选桑杏汤加减。

4. 痰热闭肺证

发热无汗或少汗，咳嗽，喘憋，痰鸣，腹胀，胸满，烦躁不安，舌苔黄腻，舌质红，脉滑。治宜清热化痰，宣肺开闭，降逆平喘。方以麻杏石甘汤加减。

5. 邪犯气营证

壮热不退，身热夜甚，斑疹隐隐，心烦汗出，咳嗽不止，痰黄带血，口渴咽干，舌红绛苔少干，脉细数。治法清气凉营，肃肺化痰，方用清营汤和清气化痰汤加减，药用生地、生石膏、丹皮、玄参、麦冬、黄芩、水牛角、连翘、杏仁、瓜蒌、胆星。斑疹隐隐加紫草、升麻；咯血加茜草、藕节、白茅根。

6. 燥热阴虚证

低热绵绵，或午后低热，干咳无痰，痰中带血，口干不欲饮，声嘶咽痛，舌红无苔，脉细数，治法养阴清肺，方中沙参麦冬汤加味，药如麦冬、沙参、玉竹、桑白皮、枇杷叶、百合、川贝、陈皮、地骨皮。干咳频频加乌梅、阿胶敛肺止咳，潮热盗汗加青蒿、鳖甲滋阴除蒸。

7. 肺脾气虚证

发热已罢，咳痰稀白，轻咳无力，神疲纳差，腹胀脘满，手足不温，便溏，舌质淡红、苔白腻，脉细无力。治法益气健脾化痰，方用六君子汤加味：党参、白术、茯苓、陈皮、半夏、甘草、焦三仙、山药、砂仁。纳差腹胀，加佛手、苏梗，汗多神疲，加黄芪、五味子(图 12)。

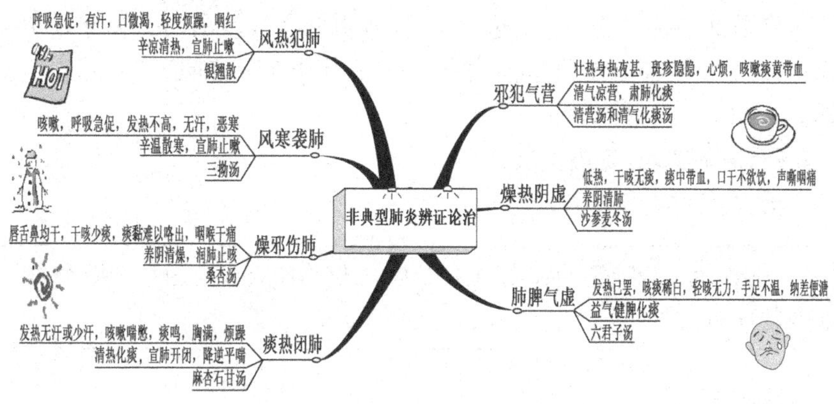

图 12　非典型肺炎的辨证论治

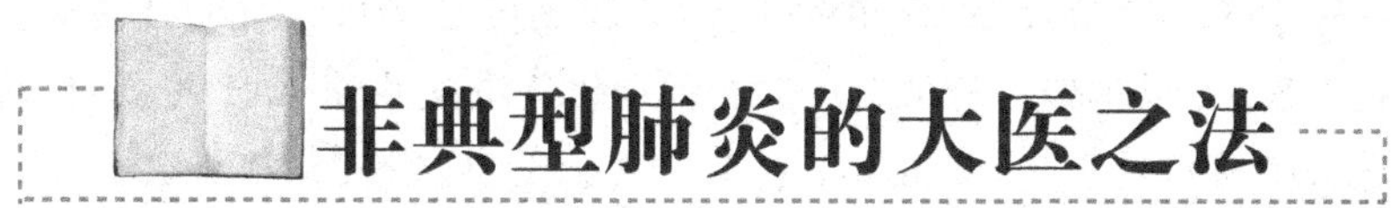

非典型肺炎的大医之法

大医之法一：支原体肺炎的清肺化痰方

搜索

(1)李世杰验方

药物组成：黄芩 15g，连翘 10g，柴胡 15g，秦皮 20g，虎杖 15g，金银花 30g，白芍 20g，百合 20g，钩藤 15g，丹参 30g，鱼腥草 15g，甘草 5g。热盛伤阴者，加石膏、沙参、麦冬、桑白皮、川贝母、丹皮等清热润肺；痰热壅肺者，加瓜蒌、杏仁、陈皮、天竺黄;肺肾气虚者,加人参、黄芪、山茱萸肉。同时配合静滴抗生素。

功效:清热解毒,润肺化痰。

主治:支原体肺炎。

[李世杰. 黄连秦虎汤治疗支原体肺炎56例. 中国中医急症, 2009,18(4):622~623]

(2)王景学验方

药物组成:桑叶10g,杏仁9g,沙参15g,川贝母10g,前胡10g,桔梗10g,枳壳10g,金银花15g,连翘20g,麦冬10g,五味子15g,知母10g,陈皮10g,半夏10g,竹茹10g,甘草6g。

功效:清肺解表,化痰止咳。

主治:支原体肺炎。

[王景学. 清肺汤治疗支原体肺炎96例临床观察. 山东中医杂志, 2002,21(8):473~474]

大医有话说

支原体肺炎是由肺炎支原体引起的急性呼吸道感染伴肺炎。现代医学常用红霉素等进行治疗,病程相对较长,胃肠道不良反应及耐受性差等。药理研究发现,支原体侵入呼吸道,可使患者的气道发生变应性炎症,从而引起气道黏膜的明显水肿,渗出增多和气道内大量黏液栓形成,加之上皮细胞脱落、损伤而致气道明显阻塞,严重影响气道的通换气功能,从而使患者出现发热、咳嗽、喘憋。李世杰方中黄芩、连翘、秦皮、虎杖、金银花、柴胡清热解毒为主药;百合、白芍、钩藤、丹参、丹皮滋阴润肺,凉血透热为辅药。且随证加减化裁,以达清热解毒、调和营卫、润肺化痰之功效。现代药理研究发现,黄芩、金银花、连翘、柴胡、鱼腥草等均有抗病原微生物、抗病毒、解热和抗变态反应的作用;柴胡、百合、虎杖、秦皮可对抗组胺引起的气道痉挛有缓解作用,因而具有较强的镇咳祛痰、解痉平喘之功;百合可增强机体的耐缺氧能力;白芍具有抗菌作用强、抗菌谱广的特点,其解痉作用直接作用于平滑肌,抑制副交感神经末梢乙酰胆碱的游离,具有突触前抑制作用,白芍还可以通过直接改善细胞呼吸和降温作用而提高耐缺氧能力。王景学清肺汤具有清肺解表，养阴润燥，化痰止咳功效，兼有养胃止呕作用。方中桑叶清肺润燥疏散风热为君。沙参、麦冬、五味子、知母、川贝母养阴润肺以助桑叶清肺热和养阴润肺的作用；金银花、连翘清热解毒且助桑叶疏散内热以解表；杏仁、前胡宣肺化痰止咳共为臣。桔梗苦辛善于开宣肺气，枳壳长于降肺气，两者协同，一宣一降以复肺气之宣降且增强臣药化痰止咳之功，为臣药兼有佐药之用。陈皮、半夏、竹茹和胃止呕兼行气化痰为佐；甘草补脾益气、润肺止咳、调和诸药。诸药相合共奏清肺解表、养阴润燥、化痰止咳之功。

大医之法二：衣原体肺炎的润肺平喘方

搜索

(1)李荣平验方

药物组成：桑白皮、地骨皮、黄芩、杏仁、瓜蒌皮、大贝母、百部、鱼腥草、金荞麦、炙紫菀各10g，炙麻黄、炙甘草各5g，炙兜铃6g，生石膏30g(先煎)。喘憋明显，肺部闻及哮鸣音者，加地龙8g，全蝎5g，炙僵蚕20g。

功效：清热解毒，止咳平喘。

主治：支原体感染导致的间质性肺炎。

[李荣平．中药治疗小儿间质性肺炎80例．四川中医，2000，18(4)：39～40]

(2)张锡元验方

药物组成：北沙参10g，麦冬6g，紫苏子5g，葶苈子3g(冲入)，麻黄5g，杏仁5g，地龙5g，石膏20g(先煎)，炙甘草5g，黄芩5g，鱼腥草15g，芦根10g，薏苡仁10g，冬瓜子10g，麦芽10g，桑白皮12g。

功效：宣肺平喘，养阴润肺。

主治：衣原体肺炎迁延不愈者。

[张锡元．验案六则．吉林中医药，2007，27(5)：42～44]

大医有话说

间质性肺炎因病变部位在肺间质，采用抗生素治疗需较长时间，且此类肺炎中属衣原体、支原体感染者，首选药物红霉素在给药过程中会出现强烈胃肠道反应，如呕吐、上腹痛，患儿多难以忍受。中药治疗可避免此类副作用。李荣平方中泻白散清泄肺热，止咳平喘；麻杏石甘汤清肺平喘；黄芩、金荞麦、鱼腥草清肺热，治肺热咳嗽；炙兜铃清肺化痰，止咳平喘；炙紫菀、百部、瓜蒌皮、大贝母止咳化痰。而临床应用百部治顿咳、频咳、痉咳有奇效，地龙、全蝎、炙僵蚕合用能解痉平喘，使痉挛的支气管平滑肌得以舒展，从而改善喘憋症状。而张锡元治疗一个2岁幼童，咳嗽反复2个月，曾数次就诊，治疗未见效，肺炎衣原体抗原(+)。治疗7天后，两肺底仍可闻及湿啰音。患儿证见多汗，饮食欠香，精神萎困，神志清，舌苔白薄，舌质正红，指纹色紫，在风关内。听诊：两肺底湿啰音。中医辨证为痰热闭肺，肺气阴虚所致，肺炎喘嗽，治宜宣肃并用，益肺气阴。肺炎喘嗽时间虽久，未用中药宣肺开闭治疗的病人，仍可酌情用麻杏石甘汤清宣开闭，咳嗽时间已久，合沙参麦冬汤养肺气益肺阴。

大医之法三：传染性非典型肺炎的清热解毒宣肺方

搜索

(1)郭纪生验方

药物组成：金银花15g，连翘15g，藿香10g，菊花10g，大青叶15g，沙参15g，炒杏仁10g，生石膏30g，射干10g，炒苏子12g，前胡10g，白前10g，浙贝母12g，炙枇杷叶10g，紫菀15g，鱼腥草15g，甘草6g。

功效：清瘟解毒，宣肺利湿。

主治：传染性非典型肺炎。

辨证加减：发热初期证见恶寒伴有咳嗽少痰或痰中带血丝，周身酸痛，舌苔白或腻，脉象滑数。基本方加薄荷、羌活、香薷配制成救肺五妙汤1号方。若高热者证见咳嗽，有痰，痰黄或痰中带血，胸闷气促，溲黄，舌苔黄腻或满舌白浊苔，脉象滑数。基本方中生石膏加至60g，加黄芩12g、款冬花10g，配制成救肺五妙汤2号方。若证见高热、咳嗽、痰涎壅塞、呼吸困难、喘促胸闷、舌苔厚腻、脉象弦滑或细弱，基本方加麻黄5g、葶苈10g、大枣8枚、西洋参10g或党参15g，配制成救肺五妙汤3号方。若发热不高者证见咳嗽少痰，可伴有腹胀满、纳差、黄疸、溲黄赤、便干、舌苔黄腻、脉象滑数，基本方中金银花加至30g，加茵陈60g、芦根30g、白茅根30g、焦三仙各30g，配制成救肺五妙汤4号方。若病后低热不退者，证见咳嗽少痰、偶有痰中带血、胸闷、气短乏力、食纳不振、黄苔或少苔、脉象数或无力，基本方加百合15g、丹参30g、赤芍药10g、牡蛎粉30g、党参12g，配制成救肺五妙汤5号方。若证见身热不扬、咳嗽少痰、胸闷、脘腹胀满、伴有轻度腹泻、舌苔白腻、脉象濡数，基本方减生石膏，加苍术、白扁豆、厚朴各10g，配制成救肺五妙汤6号方。若重症证见呼吸困难、痰涎壅盛、四肢厥逆、舌苔浊腻、脉象细微，用参附汤（附子10g、西洋参15g）水煎分次急服。再行清瘟解毒、清肺化痰之剂。

[郭纪生．中医药治疗SARS临床体会及经验总结．河北中医，2003，25(12)：885～888]

(2)全小林验方

发热期：①初期，发热1～3天，症见发热、咳嗽、头痛、全身酸痛等，舌红、苔白或白腻，脉滑数。治则：疏风清热、解毒化湿。口服SARS 1号方（芦根30g，金银花30g，蝉蜕6g，僵蚕6g，杏仁10g，生薏苡仁30g）。

②壮热期（邪热壅肺）：发热3～5天，症见高热，咳嗽，口渴，多汗等，舌红、苔黄厚或黄腻，脉滑数。治则：清热宣肺、解毒活血。口服SARS 2号方（炙麻黄6g，生石膏30g，杏仁10g，金银花30g，芦根30g，黄芩10g，桑白皮30g，赤芍30g），同时用清开灵注射液、鱼腥草注射液、丹参注射液静脉点滴。

③热毒期（气营两燔、毒瘀互结）：发热5天以上，症见持续高热、面红赤、咳嗽、气促等，舌深红或红绛、苔黄厚而干或黑，脉滑数或沉弦数。治则：清气凉营、解毒活血。口服SARS 3号方（生石膏60g，芦根60g，黄芩15g，生地黄30g，水牛角（先煎）60g，生大黄6g，赤芍30g，红花10g），同时用醒脑静注射液、鱼腥草注射液、丹参注射液静脉点滴。

喘咳期：①使用激素者（阴虚火旺、水热互结）：症见喘憋、咳嗽、气短，手足心热，多汗，口干舌燥，舌红少苔，脉细数。治则：滋阴清火，活血利水。口服SARS 4号方（生地黄30g，黄柏15g，知母15g，生甘草10g，地龙10g，赤芍30g，泽兰30g，太子参15g），同时用丹参注射液静脉点滴。

②用激素者（肺热壅盛、痰瘀互结）：症见热已退或热退未尽、喘憋、咳嗽气促、气短明显等，舌红、苔白或黄而黏，脉数有力。治则：泻肺平喘、通腑活

血。口服SARS 5号方(黄芩15g,桑白皮30g,全瓜蒌30g,葶苈子15g,杏仁15g,地龙10g,赤芍30g,生大黄6g),同时用丹参注射液静脉点滴。

喘脱期:①宗气外脱:症见呼吸频数,心率加快,汗多,神疲等,舌红或淡红、苔薄白,脉细数无力。治则:益气固脱、活血化瘀。口服SARS 6号方(太子参30g,黄芪30g,山茱萸15g,麦冬30g,地龙10g,红花10g),同时用丹参注射液,参麦注射液静脉点滴。

②阳气外脱:症见呼吸浅促,心率加快,大汗出,四肢凉冷等,舌淡红或淡紫,脉疾数无力。治则:温阳固脱、活血化瘀。口服SARS 7号方(吉林人参15g,淡附片10g,黄芪30g,山茱萸30g,桃仁10g,红花10g),同时用丹参注射液,参附注射液静脉点滴。

恢复期:①心脾两虚:症见心悸心慌,气短乏力,自汗,神疲,食欲不振等,舌淡红、苔薄白,脉细数。治则:益气健脾、养心安神。口服SARS 8号方(黄芪30g,太子参15g,茯苓15g,炒白术10g,远志10g,麦冬30g,生地黄15g,紫石英(先煎)30g,五味子10g,丹参15g)。同时用丹参注射液,参脉注射液静脉点滴。

②心肾不交:症见失眠心烦,急躁易怒,心悸不宁,手足心热,夜间口干明显,多汗,舌红、苔白而干,脉细数。治则:交通心肾、养血安神。口服SARS 9号方(黄连3g,阿胶(烊化)10g,黄芩10g,白芍30g,生百合30g,生地黄20g,炒枣仁30g,五味子10g),同时用丹参注射液,参麦注射液静脉点滴。

③肝经湿热:症见两胁胀满,脘痞不舒,食欲不振,倦怠乏力,汗出黏腻,舌质偏红、苔黄厚腻,脉沉滑数。治则:清肝泄热、解毒化湿。口服SARS 10号方(草河车20g,土茯苓30g,蛇舌草15g,垂盆草15g,茵陈15g,五味子10g,炒白术10g,焦三仙各30g)。同时用苦黄注射液或茵栀黄注射液静脉点滴。

④火毒伤阴:症见面红目赤,手足心热,心烦不安,咽干口渴,便干尿黄,舌深红、少苔或苔白厚而干,脉细数。治则:清热解毒、滋阴降火。口服SARS 11号方(黄柏10g,知母10g,生地黄20g,生甘草10g,黄连3g,天花粉20g,南沙参30g,石榴皮20g)。

⑤肺络瘕积:症见咳嗽气喘,动则尤甚,胸闷太息,疲乏无力,舌黯红、苔白,脉沉细。治则:益气润肺、化痰通络。口服SARS 12号方(太子参20g,北沙参30g,五味子10g,浙贝母10g,地龙10g,水蛭30g,三七3g,天竺黄10g)。

［仝小林．SARS的中医、中西医结合临床研究．中国医药学报，2004,19(21):106～112］

大医有话说

SARS应属于中医温病学瘟疫范畴。病因病机应归于伏气温病和外感温病，发病部位主要在肺。叶天士的《外感温热篇》所记载："温邪上受，首先犯肺……在卫汗之可也，入气才可清气……入营犹可透热转气。"《温病条辨》曾云："热证清之则愈，湿证宣之则愈，重者往往宣之未愈者，待等化热而后清，清而后愈。"故在选取用药时特别注意清热宣肺之品的应用。郭纪生在经方的基础上，随证灵活加减。如以银翘散中的金银花、连翘加减正气散中的藿香。麻杏石甘汤的变方沙杏石甘汤，加用宣肺利肺的药物组成救肺五妙汤作为抗"非典"基本方。以达到清瘟解毒，宣肺，利肺，养肺的目的。清热解毒为治温病之大纲。患者多有热象，脉数，苔黄，干咳，少痰或痰中带血，稍用补药如党参等即出现咽干、疼痛；即使在恢复期用补药往往也出现此种现象。我们认为病后"恐灰中有火"，始终坚持清热为主。使用补药当审慎用之，应在疾病的后期视证而行，这与前人所说的温病需要"一清再清，一下再下"是相符的。而在仝小林认为治疗发热时，必须要除热务尽，毒炎并治。具体做法是：将发热期分为三个阶段，即发热初期、壮热期、热毒期。分别用芦根方(《疫证治例》)、麻杏石甘汤、清瘟败毒饮加减施治。热退至正常仍宜每日1剂，巩固3天。据病情变化可一日而药三变。三黄汤清热解毒抗炎作用强，早期即可配合应用；壮热期、热毒期宜配凉血解毒之品。活血化瘀贯彻始终，SARS病热毒深重，热毒入血，则为血毒。热毒瘀互结，重点损肺，旁及心、肝、肾。肺络、心络、肝络、肾络是热毒、湿毒、血毒损害的主要靶器官。因此，早期介入、全程使用活血化瘀药物可以大大减轻络脉的损伤。具体应用方法是：发热后期，可加用凉血活血之品，如赤芍、生地黄、丹皮、白茅根等。喘咳期、喘脱期可加用凉血活血通络之品，如地龙、水蛭、红花、赤芍等。如血小板减少或因应用激素有出血倾向者，可用三七粉、生蒲黄、血竭粉等活血止血。可静点丹参注射液、川芎嗪注射液等，以改善循环、减轻络损。而通腑可以泄热，热毒阶段通腑可以减少肠道内毒素的吸收，减轻内毒素血症，减少炎性介质的释放，从而使毒热症状减轻。通腑可以平喘，肺与大肠相表里，腑气通则减少水湿浊毒的潴留。通腑可以活血，所谓

"大气一转,其气乃散","六腑通则气血活"。因此,SARS的治疗宜早用通腑,下不厌早。逐邪勿拘结粪。激素的早期大量过久应用,导致病性复杂,病期拖延,出现的继发感染、继发消化道出血、精神症状以及水钠潴留等一系列副作用,已经引起了临床的高度重视和强烈的反思。笔者的原则是:决不用激素去退热,除非肺片显示渗出明显、发展较快可短期应用外,不主张早期大量应用。激素应用后,打破了原有疫病自然发展的进程,中医的证型也发生了转变。激素引起的阴虚火旺、水湿潴留已上升为主要矛盾。此时的治疗,应滋阴降火、活血通络、解毒化湿,可用知柏地黄丸、抵当丸、当归芍药散加减成方。

大医之法四:高致病性人禽流感病毒肺炎的清热解毒平喘方

搜索

(1)李春生验方

药物组成::葛根16g,黄芩6g,黄连6g,炙甘草4g,生石膏30g,僵蚕8g,重楼6g,石菖蒲6g。恶寒重者,加荆芥6g、防风6g;咳喘甚者,加桑皮10g、川贝6g;大便不泻反见便秘者,加大黄8g;神疲脉微者,加党参10g。

功效:清热解毒,扶正祛邪。

主治:人高致病性禽流感病毒肺炎。

[李春生. 对人高致病性禽流感发病规律和中医药治疗方案的初步探讨. 中华中医药杂志,2006,21(3):134~139]

(2)赵新芳验方

初期:症状发热,恶寒,鼻塞,流涕,咳嗽,咽痛,头痛,肌肉酸痛,口干口渴,舌苔白或黄,脉浮数或浮紧。治法:辛凉解表,轻清宣透。方药:银翘散合升降散加减(金银花10~15g,连翘10~15g,蝉衣6~10g,僵蚕6~10g,桔梗6~10g,淡竹叶6~10g,荆芥6~10g,淡豆豉6~10g,牛蒡子6~10g,芦根15~30g,薄荷6~10g,甘草6~10g)。

进展期:①邪毒壅肺证:高热,咳嗽,喘憋,汗出,烦渴,咯痰黄稠或带血,或胸闷腹胀,肢酸倦怠,小便黄赤,或身目发黄,舌红苔黄或黄腻,脉滑数。治法:清热解毒、泻肺平喘。方药:麻杏石甘汤合葶苈大枣泻肺汤加减(炙麻黄3~10g,生石膏15~60g,杏仁6~10g,金银花10~30g,连翘10~30g,知母 10～15g,桑白皮 15～30g,鱼腥草 10～15g,葶苈子 10～15g,法半夏 6～10g,甘草 6～10g,大枣 5 枚)。

②气血两燔证:高热,口渴,汗出,烦躁不安,甚或神昏谵语,舌质绛红,苔黄糙,脉洪滑或滑数。治法:气营两清,凉血解毒。方药:清瘟败毒饮和犀角地黄汤加减(生石膏 30～60g,生地 10～15g,水牛角粉10～30g,黄芩 6～10g,黄连 9～10g,栀子 6～10g,知母 6～10g,连翘 10～15g,玄参 10～15g,赤芍 10～15g,牡丹皮 10～15g,甘草 6～10g)。

极期:①喘脱证:喘促,烦躁,胸闷憋气,汗出如珠,意识模糊,心悸,舌质紫黯,脉细数或沉细。治法:益气养阴固脱。方药:生脉注射液配合丹参注射液。

②神昏证:神昏谵语或不语,烦躁不安,气短息促,手足厥冷,冷汗自出,舌绛,脉细疾或沉弱。治法:凉营解毒,清心开窍。方药:清营汤加减送服安宫牛黄丸或紫雪丹。

康复期:低热或不发热,干咳或痰少而黏,胃纳不佳,心烦,心悸失眠,口舌干燥而渴,或腹泻,舌干红少苔,脉细数。治法:滋养肺胃,兼清余热。方药:竹叶石膏汤或沙参麦门冬汤加减(淡竹叶 6～10g,生石膏 15～30g,清半夏 6～10g,沙参 10～15g,玉竹 10～15g,麦门冬 10～15g,甘草 6～10g)。

大医有话说

人高致病性禽流感病毒属“火”而带秽浊的臭毒,具有首先犯肺、下及胃肠,逆传心包、伤津动风等特点,临床表现以高热、喘促、腹泻、昏迷为突出症状。秦伯未先生曾指出,病因和病位是发病的根源,症状是病变的现象,根源清除后,症状自然消失。从病位、病因结合症状,是一般处方用药的根据。李春生方由《伤寒论》治疗发热下利、喘而汗出的葛根芩连汤加味而成,属于表里双解之剂。方用葛根、石膏为君药,清肺胃肌表之大热。黄芩、黄连为臣药之一,清里热而直折其邪火;僵蚕、重楼为臣药之二,熄内风而化痰解毒。再佐以石菖蒲开窍宁神、化湿辟秽;使以炙甘草调和诸药、扶助正气,共奏祛邪匡正之效。现代研究表明,葛根能够使免疫亢进动物的细胞免疫功能反应性恢复,并与石膏、石菖蒲均有退热功效;重楼、黄芩既对包括弧形甲型病毒在内的流感病毒有较强的抑制作用,还能缓解支气管平滑肌痉挛;僵蚕镇静抗凝,黄连抑菌消炎;甘草有类似肾上腺皮质激素样的抗炎作用,能够保护喉头和气管黏膜。

以上功效，都有助于人禽流感患者病情的改善。天津市卫生局防控人感染高致病性禽流感工作领导小组，将疾病演变分为初期、进展期、极期和康复期四期病变过程。初期以邪袭肺卫为主；中期表现为邪毒壅肺和气血两燔；极期可分为喘脱和神昏两型；恢复期为余热未清，肺胃阴伤。早期温邪在表，邪袭肺卫，肺气失宣，治宜轻清宣透、清热解毒、利咽止咳，勿用滋腻药物。重症邪入营血、热陷心包，治宜凉血解毒、清心开窍。兼湿者，宜芳香化湿，因温邪易于伤津，故应始终顾护津液。

第7章 消除肺脓肿，分期辨证治

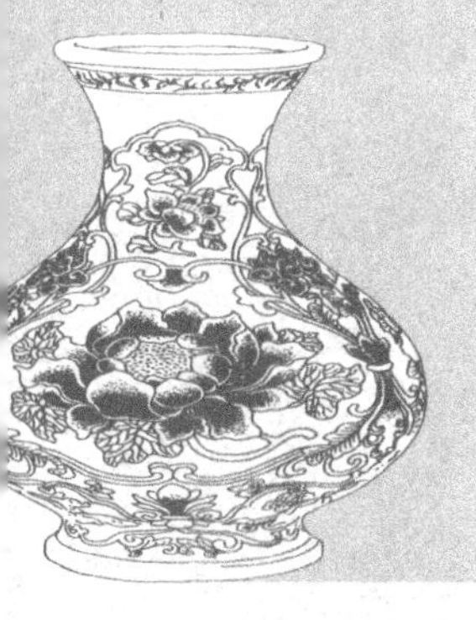

肺脓肿是由于多种病因所引起的肺组织化脓性病变，其可分为急性和慢性两种。急性肺脓肿起病急骤，患者畏寒，发热，体温可高达39～40℃。伴咳嗽，咳黏液痰或黏液脓痰。炎症波及局部胸膜可引起胸痛，病变范围较大，可出现气急。此外，还有精神不振，乏力，胃纳差。约7～10天后咳嗽加剧，脓肿破溃于支气管，咳出大量脓臭痰，每日可达300～500ml，体温旋即下降。由于病原菌多为厌氧菌，故痰带腥臭味，有时痰中带血或中等量咯血。慢性肺脓肿是在急性肺脓肿时期未及时控制感染，使肺部的炎症和坏死空洞迁延发展到慢性阶段而成。患者有慢性咳嗽、咳脓痰、反复咯血、继发感染和不规则发热等，常呈贫血、消瘦慢性消耗病态。可见杵状指(趾)。在中医上称为“肺痈”、“肺脓疡”。

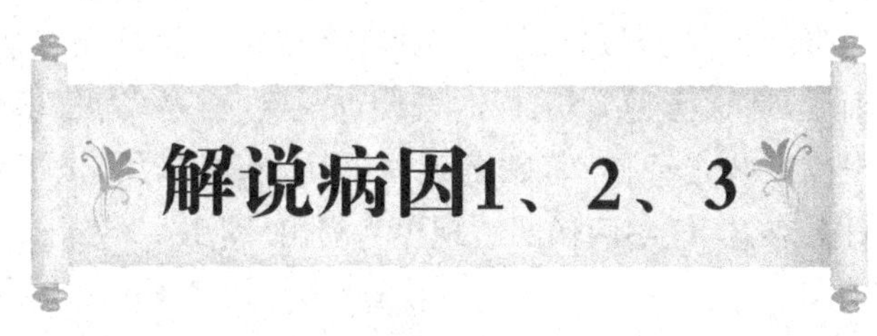

解说病因1、2、3

1. 感受外邪

多为风热外邪自口鼻或皮毛侵犯于肺所致，正如《类证治裁·肺痿肺痈》所说“肺痈者，咽干吐脓，因风热客肺蕴毒成痈。”或因风寒袭肺，未得及时表散，内蕴不解，郁而化热所为。《张氏医通·肺痈》曾说：“肺痈者，由感受风寒，未经发越，停留胸中，蕴发为热。”肺脏受邪热熏灼，肺气失于清肃，血热壅聚而成。

2. 痰热素盛

平素嗜酒太过或嗜食辛辣厚味，酿湿蒸痰化热，熏灼于肺；或肺脏宿有痰热，或他脏痰浊瘀结日久，上干于肺，形成肺痈。若宿有痰热蕴肺，复加外感风热，内外合邪，则更易引发本病。《医宗金鉴·外科心法要诀·肺痈》曾指出：“此症系肺脏蓄热，复伤风邪，郁久成痈。”

3. 劳累过度，正气虚弱

劳累过度，正气虚弱，则卫外不固，外邪易乘虚侵袭，是致病的重要内因。本病病位在肺，病理性质属实、属热。《杂病源流犀烛·肺病源流》谓：“肺痈，肺热极而成痈也。”因邪热郁肺，蒸液成痰，邪阻肺络，血滞为瘀，而致痰热与瘀血互结，蕴酿成痈，血败肉腐化脓，肺损络伤，脓疡溃破外泄，其成痈化脓的病理基础，主要在热壅血瘀。正如《柳选四家医案·环溪草堂医案·咳喘门》所说：“肺痈之病，皆因邪瘀阻于肺络，久蕴生热，蒸化成痈”，明确地突出“瘀热”的病理概念。病理变化为各种原因导致邪热郁肺，蒸液成痰，邪壅肺络，气血阻滞，而致痰热与瘀血互结，血败肉腐，肺络损伤，脓疡溃破外泄而成痈。其病理演变过程可随病情发展、邪正消长，表现为初期、成痈期、溃脓期及恢复期等阶段。肺痈初期多因风热袭肺或风寒外袭，肺气郁闭，日久化热，继而邪热壅肺，瘀热互结，蕴酿成痈。热毒充盛，肉腐血败，致使痈脓溃破，而咯吐大量臭脓痰，或因热毒耗伤肺络，而咳吐脓血。病程后期，脓痰排出渐尽，邪毒已趋缓和，同时气阴亦见耗伤，故常见气耗阴伤的病理变化，形成虚实夹杂之证候；若脓毒破溃之后，邪毒未尽，正虚邪恋，则病情迁延反复，日久难愈，气阴两伤的表现更为突出(图 13)。

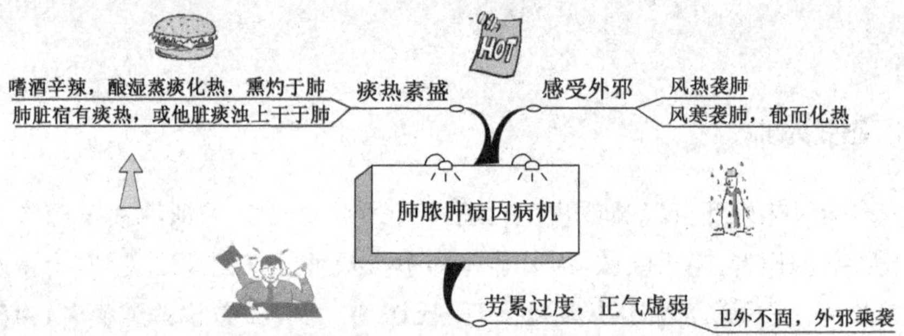

图 13　肺脓肿的病因病机

中医治病，先要辨证

1. 初期

恶寒发热，咳嗽，咯白色黏沫痰，痰量日渐增多，胸痛，咳则痛甚，呼吸不利，口干鼻燥。舌红，苔薄黄，脉浮滑数。当疏风宣肺，清热解毒。方以银翘散加减。热势较重者，加黄芩 15g，鱼腥草 30g，以加强清热解毒的作用；伴头痛，加菊花 9g，白芷 12g，以清利头目；咳痰量多者，加瓜蒌 15g，浙贝 12g，以化痰止咳；胸痛甚者，加郁金 12g，桃仁 12g，以化瘀通络止痛。

2. 成痈期

壮热不退，时时振寒，汗出，咳嗽气急，咯吐黄稠脓痰，气味腥臭，胸胁疼痛，转侧不利，口干烦躁。舌红，苔黄腻，脉滑数。当化瘀消痈，清肺解毒。方以千金苇茎汤加味。咯痰黄稠者，加桑白皮 12g，瓜蒌 12g，射干 9g，以清肺化痰；热毒瘀结，痰味腥臭严重者，加犀黄丸清热化痰，以凉血消瘀；便秘者，加大黄 12g(后下)、枳实 9g，以清热通腑；伴咯血者，去桃仁，加丹皮 12g、三七粉 3g(吞)，以凉血止血。

3. 溃脓期

咯吐大量脓痰，或痰液黏稠，或痰血相兼，腥臭异常，胸中烦闷疼痛，甚则气喘不能平卧，身热面赤，口渴喜饮。舌红，苔黄腻，脉滑数。当清热解毒，化痰排脓。方以加味桔梗汤加减。咳痰脓出不畅者，加皂角刺 12g，以化痰排脓；无力咳痰者，加黄芪 30g，以益气扶正，托毒排脓；咳血量多者，选加藕节 9g、丹皮 12g、白茅根 30g、三七粉 3g(吞)，以加强凉血止血；便秘者，加生大黄 9g(后下)，以清热通腑。

4. 恢复期

身热渐退，咳嗽减轻，咯吐脓血渐少，臭味亦减，痰液转为清稀，或有胸胁隐痛，乏力气短，自汗盗汗，心烦口干。舌红，苔薄黄，脉细数无力。当清热养阴，益气补肺。方以沙参清肺汤加减。血虚者，加当归 9g，以养血和络；阴虚重者，加玉竹 12g，以养阴润肺；脓毒不尽，咳吐脓血未愈者，加鱼腥草 30g、败酱草 15g、金银花 15g、连翘 15g，以解毒排脓，扶正祛邪(图 14)。

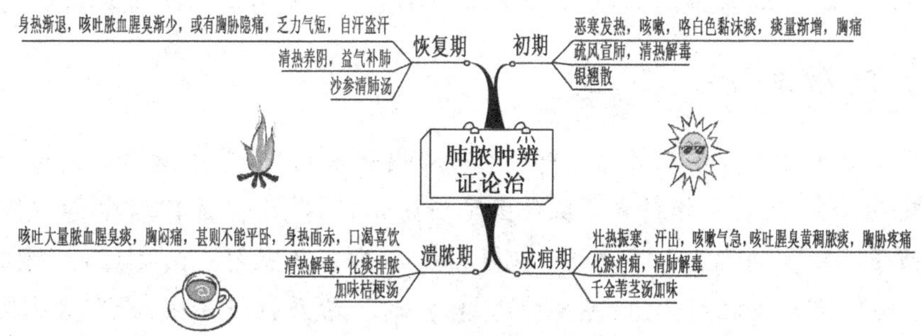

图 14　肺脓肿的辨证论治

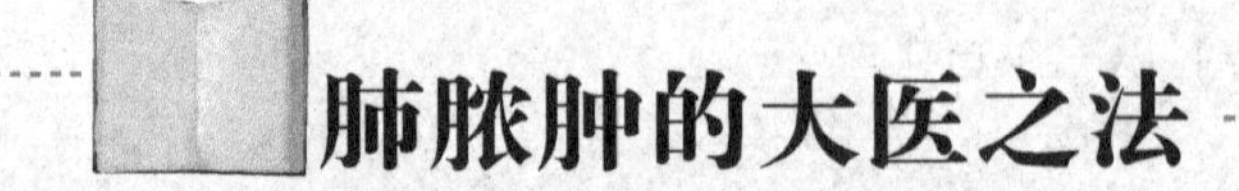

肺脓肿的大医之法

大医之法一：初期的消痈化脓，解表散风方

搜索

文衍民验方

药物组成：金银花 30g，连翘 9g，大青叶 15g，板蓝根 12g，败酱草 12g，鱼腥 9g，红藤 6g，青果 3g，薄荷 3g，荆芥 12g，防风 6g，豆豉 9g，牛蒡子 6g，黄精 6g，杏仁 6g，白前 9g，紫菀 9g，款冬花 9g，白果 3g，桔梗 6g，苏子 6g，甘草 9g。

功效：清热解毒，消痈化脓，解表散风。

主治：急性肺脓肿初期。

[文衍民．初期肺痈汤治疗初期肺痈 379 例疗效观察．中外医学研究，2010，8(29)：158]

大医有话说

文衍民方中金银花甘寒清芳，甘寒清热而不伤胃，芳香透达而遏邪，既能宣散风热，又能清热解毒。现代医学研究证实：金银花含有皂素、鞣酸、纤维糖等。银花皂素能调节体温中枢，有解热作用，并有解毒消炎之效。体外实验证明有广泛抗菌作用：对金黄色葡萄球菌、溶血性链球菌、肺炎双球菌、痢疾杆菌、伤寒杆菌等皆有较强的抗菌作用，对流感病毒有一定的抑制作用。连翘并能清火散结，凡治热毒病症，常与金银花相须配用；大青叶兼能凉血化斑；板蓝根兼能凉血；败酱草兼能行瘀排脓；鱼腥草兼能消痈肿、利尿通淋；红藤能消痈散结；青果能清肺利咽、解毒；牛蒡子兼能宣肺透疹，解毒利咽。以上 13 味药在治疗初期肺痈的过程中起主要治疗作用，故为君药。黄精、杏仁、白前、紫菀、款冬花、白果、苏子这 7 味药具有降气止咳平喘，润肺消痰之功。在治疗初期肺痈的过程中，能辅助主药发挥治疗作用，故为臣药。

桔梗，苦、辛、平，入肺经，宣肺祛痰，排脓消痈。桔梗为肺经气分药，专入肺经。苦辛性平，既升且降，善于开提肺气，宣胸快膈，祛痰止咳，能治疗咽喉肿痛之症。善于开提肺气，率诸药上行，直达病灶，故为佐药。甘草，甘、平，入十二经。补脾润肺，益气复脉，缓急止痛，清热解毒，调和药性。既能纠诸药之偏性，又能缓解诸药之毒性，故为使药。金银花、连翘、大青叶、板蓝根、败酱草、鱼腥草、红藤、青果、薄荷、荆芥、防风、豆豉、牛蒡子、黄精、杏仁、白前、紫菀、款冬花、白果、苏子、桔梗、甘草，以上22味药配伍应用，共同起到清热解毒，消痈排脓，解表散风，宣肺、降气止咳平喘，润肺消痰之功效。君臣佐使，配伍得当，是治疗初期肺痈的较佳配方。

大医之法二：成痈期的清热解毒，活血消瘀方

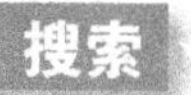

(1)张炳秀验方

药物组成：绵黄芪15g，生薏苡仁、败酱草、鱼腥草(后下)各30g，怀山药12g，荆三棱、蓬莪术、制半夏、广陈皮、玉桔梗各10g。

功效：清热解毒，消瘀破癥。

主治：急性肺脓肿成痈期。

[陶国水．张炳秀运用清肺消瘀汤证治述要．中外医学研究，2005，17(1)：80～81]

(2)黄勤验方

药物组成：：大黄15g，芒硝9g，牡丹皮10g，桃仁10g，冬瓜子15g，薏苡仁20g，苇茎30g，鱼腥草30g，黄芩12g，瓜蒌30g，枳实10g。

功效：清热解毒，活血化瘀。

主治：急性肺肿脓成痈期。

[黄勤．大黄牡丹皮汤治疗肺脓疡．河南中医，2001，21(2)：13]

大医有话说

张炳秀方取《金匮》薏苡附子败酱散排脓消痈之用，以善补肺气、托疮生新之黄芪易附子；参以大剂清热解毒之鱼腥草；合破瘕散结之三棱、莪术；复

伍陈皮、半夏，援引《局方》"二陈"燥湿化痰之功；诸药合用，共奏清热解毒、消瘀破癥、祛痰排脓之效。黄芪伍三棱、莪术之用，系宗张锡纯之论，张氏于《医学衷中参西录》云："参、芪能补气，得三棱、莪术以流通之，则补而不滞，而元气愈旺。元气愈旺，愈能鼓舞三棱、莪术之力以消癥瘕，此其所以效也。"鱼腥草，味辛、性微寒，归肺、膀胱、大肠经，《滇南本草》载："治肺痈咳嗽，带脓血者，痰有腥臭。""脾为生痰之源，肺为贮痰之器"，黄芪伍山药援增补益脾肺之功，乃从脾肺双管齐下，截以源，断以流，标本兼而治之。《本草求真》载，"桔梗系开肺气之药，可为诸药舟楫，载之上浮"，此桔梗之用，主以引经之凭，载药上行，以达上焦华盖之灶，力有专攻，而收药简效宏之妙。黄勤方以大黄牡丹皮汤为基本方，大黄牡丹皮汤出自《金匮要略》。由大黄、牡丹皮、桃仁、冬瓜子、芒硝5味药组成，是治疗急性肠痈的主方。笔者用本方化裁，辨证治疗肺痈。肺脓疡以《千金》苇茎汤治之已为人们所熟悉，而有学者称：凡治肺痈病，以清肺热……而清热必须涤其壅塞，分杀其势于大肠，令浊秽脓血日渐下移为妙。若但清解其上，不引之下出，医之罪也。大黄牡丹皮汤中大黄清热解毒散瘀，牡丹皮清热凉血祛瘀，芒硝辅佐大黄以去实热，桃仁活血祛瘀，冬瓜仁排脓散结。故能令浊秽脓血下移，以二方合治，收效甚捷。

大医之法三：溃脓期的清肺解毒，化痰排脓方

搜索

(1)吕铭验方

药物组成：鱼腥草30g，金荞麦根30g，败酱草30g，黄芩15g，金银花15g，桔梗20g，白及20g。通过三棱套管针将导管导入脓腔予中药清热解毒排脓之品充分冲洗脓腔。

功效：清热解毒，祛痰排脓。

主治：急性肺脓肿溃脓期。

[吕铭．中药介入治疗肺痈溃脓期23例．江西中医药，2007，38(5)：30]

(2)郭素芳验方

药物组成：：苇茎30g，丝瓜络30g，橘红20g，白前15g，白术30g，桔梗

15g,炙冬花 15g,炙紫菀 15g,丹参 30g,桃仁 15g,紫草 30g,杏仁 12g,浙贝 30g,薏苡仁 30g,凌霄花 15g,金荞麦 30g,黄芩 15g,鱼腥草 30g,泽漆 10g。

功效:清肺化痰,逐瘀排脓。

主治:急性肺脓肿溃脓期。

[郭素芳. 中西医结合治疗肺痈 58 例疗效观察. 四川中医,2007,25(5):60]

大医有话说

吕铭方中金荞麦、鱼腥草清热解毒,为治疗肺痈之要药,金银花、黄芩以辅金荞麦、鱼腥草清热解毒,桔梗利肺气以排壅肺之脓疡,白及凉血止血。现代医学研究,以上诸药多有抗金黄色葡萄球菌、链球菌、厌氧菌等作用。加之临床局部用药使药力直达病所,从而达到了非常理想的功效,大大节省了医疗资源,减轻患者痛苦和经济负担。郭素芳方中苇茎清肺泄热;桔梗、浙贝、薏苡仁、鱼腥草、金荞麦、黄芩利肺清化痰热;桃仁活血祛瘀以消热结;丹参、紫草凉血活血,清热解毒排脓;丝瓜络、橘红、白前、炙冬花、炙紫菀、杏仁等止咳化痰;泽漆化痰止咳,散结。诸药合用,共奏清化、逐瘀、排脓之功,以使痰、瘀两化,脓排热清,痈可渐消。据现代药理研究证实,金荞麦、鱼腥草、紫草、泽漆具有杀菌或抑菌的作用,如对金黄色葡萄球菌、肺炎链球菌、绿脓杆菌、结核杆菌等有效,同时有抗炎、提高机体免疫力等作用。另外,在临床运用中,还应灵活辨证,肺痈在未成阶段,常应着重使用清热解毒药,以加强清热解毒;脓已成时,常加强开肺排痰之品,以利气道通畅。

大医之法四:后期及慢性期的滋养肺胃,消肿排脓方

搜索

(1)包素珍验方

药物组成:麦门冬 60g,半夏 9g,人参 6g,甘草 4g,粳米 6g,大枣 12 枚。

功效:滋养肺胃,降逆和中。

主治:肺脓肿恢复期气阴不足。

[包素珍．麦门冬汤治疗慢性肺系疾病的药理学研究述要．辽宁中医学院学报，2005，7(2)：168～169]

(2)冯志清验方

药物组成：芦根30g，薏苡仁30g，桃仁10g，冬瓜仁30g，桔梗30g，金银花15g，连翘10g，鱼腥草20g，夏枯草20g，蒲公英20g，浙贝母10g，侧柏叶10g，生甘草10g。

功效：清热解毒，消肿排脓。

主治：慢性脓胸。

[冯志清．中西医结合治疗慢性脓胸80例．光明中医，2010，25(7)：1258～1259]

大医有话说

麦门冬汤出自《金匮要略·肺痿肺痈咳嗽上气病脉证治》，原文曰："大逆上气，咽喉不利，止逆下气者，麦门冬汤主之。"是治疗"虚热肺痿"的主方。后世本方的主治有所扩大，亦主肺阴不足及胃阴不足证。其主要有两大配伍特点：一是方中重用麦冬滋肺养胃，并清虚热，仅用9g半夏降逆下气，化其痰涎，其性虽辛温，但与大量麦冬配伍则其燥被制，而麦冬得半夏则滋而不腻，两药配伍，相反相成。二是人参、甘草、粳米、大枣养阴生津，大补中气，体现了虚则补母、培土生金之法。全方共奏养胃阴而润肺燥，下逆气而止浊唾之功。现代药理研究表明：麦门冬汤对呼吸道炎症所致的咳嗽有很强的镇咳作用，促进呼吸道净化作用，改善呼吸道高敏状态、调节肺泡表面活性物质分泌等作用。而慢性脓胸绝大部分由急性脓胸转变而来，其主要原因包括急性脓胸未及时治疗或治疗不当；脓腔有异物存留；脓胸合并支气管胸膜瘘或食管胸膜瘘而未及时处理，胸膜腔毗邻的慢性感染病灶；有特殊病原菌存在等。急性脓胸病程超过6周，脓液黏稠并有大量纤维素，这些纤维素沉积在脏壁两层胸膜上，形成很厚的胸膜纤维板，限制肺组织的膨胀，脓腔不能进一步缩小而形成慢性脓胸。慢性脓胸过去多用传统的手术方法，包括胸腔闭式引流、开放引流、胸膜纤维板剥脱、胸廓成形、胸膜全肺切除、带蒂大网膜填充术等，但病程长且有复发率高、创伤大等缺点。慢性脓胸属中医肺痈之成痈期及溃脓期，治疗上重在清热散结，排脓解毒，苇茎汤是治疗脓胸的经典方剂。千金苇茎汤加味是治疗脓胸的有效验方，方用苇茎清泄肺热为主，以冬瓜仁、薏苡仁，清化痰热、利湿排脓为辅；桃仁活血祛瘀以消热结。共具清化、祛瘀、排脓之功，可使痰、瘀两化，脓排热清，痈可渐消。慢性脓胸多伴有发热，加用金银花、连翘，外能散热退热，内可清热解毒。现代药理研究表明，金银花、连翘对呼吸道的合胞病毒、腺病毒等多种病毒有抑制作用，对葡萄球菌、链球菌等呼吸道常见细菌有杀灭作用，同时对口腔常见致病菌包括厌氧菌都有不同程度的灭活作用。反复低热者加用牡丹皮、地骨皮、鳖甲，可起到凉血滋阴、软坚散结的作用。

第8章 名医名方辨证挑战原发性支气管肺癌

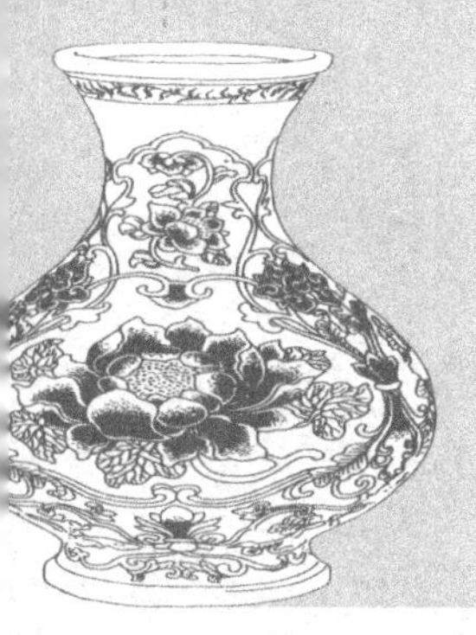

原发性支气管肺癌或称支气管癌，简称肺癌，起源于支气管黏膜或腺体，是最常见的肺部原发性恶性肿瘤。根据WHO 2003年公布的资料，肺癌的发病率（120万/年）和死亡率（110万/年）均居全球癌症的首位。本病多数在40岁以上发病，发病年龄高峰在60~79岁。2005年与2000年比较，我国肺癌的发病患者数增加了11.6万人，死亡人数增加了10.1万人。WHO预计肺癌和艾滋病将是21世纪危害人类健康最常见的两种疾病。肺癌的临床表现包括：①原发肿瘤引起的症状，如咳嗽、咯血、喘鸣、气急、发热等；②肿瘤局部扩展引起的症状，如胸痛、吸气性呼吸困难、吞咽困难、声音嘶哑等；③肿瘤远处转移引起的症状。肺癌病人的预后取决于能否早期诊断及时治疗。本病属于中医学“积聚”的范畴。

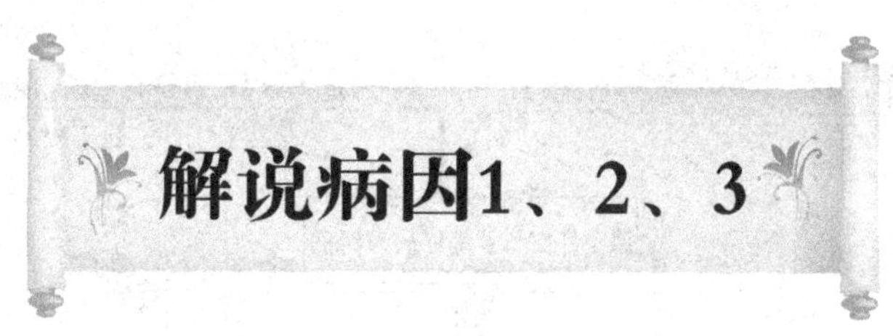

解说病因1、2、3

1. 正气亏虚

正气内虚，脏腑阴阳失调，是患肺癌的主要原因。“正气不足，而后邪气踞之”，肺、脾、肾三脏气虚均可导致肺气不足，或房事不节，精血内耗，均可导致肺阴不足，阴虚内热或气阴两虚；外在邪毒得以乘虚而入，客邪留滞，气机不畅，血行瘀滞，津液不布，聚津为痰，痰瘀交阻，日久形成积块。

2. 烟毒内蕴

长期吸烟，热灼津液，阴液内耗，致肺阴不足，气随阴亏，加之烟毒之气内蕴，羁留肺窍，阻塞气道，而至痰湿瘀血凝结，形成瘤块。

3. 邪毒侵肺

肺为娇脏，易受邪毒侵袭，如工业肺气、石棉、矿石粉尘、煤焦烟尘和放射性物质等，致使肺气肃降失司，肺气郁滞不宣，进而血瘀不行，毒瘀互结，久而形成肿块。

4. 痰湿聚肺

脾为生痰之源，肺为贮痰之器。脾虚运化失调，水谷精微不能生化输布，致湿聚生痰，留于肺脏；或饮食不节，水湿痰浊内聚，痰贮肺络，肺气宣降失常，痰凝气滞，进而导致气血瘀阻，毒聚邪留，郁结胸中，肿块逐渐形成。

总之，肺癌是由于正气虚损，阴阳失调，邪毒乘虚入肺，邪滞于肺，导致肺脏功能失调，肺气郁滞，宣降失司，气机不利，血行受阻，津液失于输布，津聚为痰，痰凝气滞，瘀阻络脉，于是瘀毒胶结，日久形成肺部结块。因此，肺癌是因虚而得病，因虚而致实，是一种全身属虚、局部属实的疾病。肺癌的虚以阴虚、气阴两虚为多见，实则不外乎气滞、血瘀、痰凝、毒聚之病理变化（图 15）。

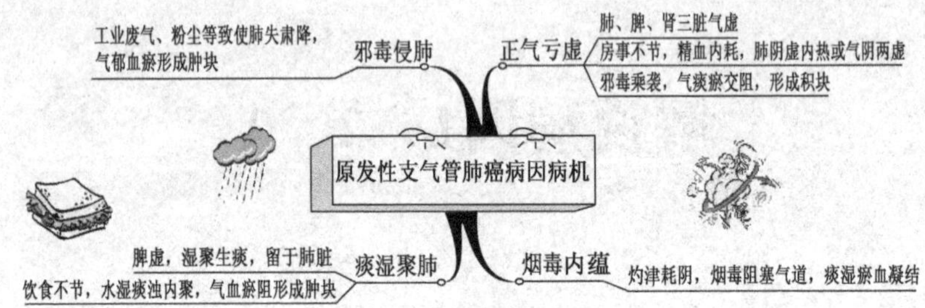

图 15　原发性支气管肺癌的病因病机

中医治病，先要辨证

1. 气滞血瘀证

咳嗽，痰血，气促，胸胁胀满或刺痛，大便干结，舌质有瘀斑或紫斑，苔薄黄，脉弦或涩。治宜行气化滞，化瘀散结。方选桃红四物汤加减。反复咯血，血色黯红，加蒲黄、藕节、仙鹤草、三七、茜草根祛瘀止血；瘀滞化热，气津耗伤，口干舌燥，加沙参、天花粉、生地、玄参、知母等清热养阴生津；食少、乏力、气短，加黄芪、党参、白术益气健脾。

2. 脾虚痰湿证

咳嗽痰多，胸闷纳呆，神疲乏力，面色苍白，大便溏薄，舌质淡胖，苔白腻，脉濡缓或濡滑。治宜健脾除湿，化痰散结。方选二陈汤合瓜蒌薤白半夏汤加减。胸腔胀闷、喘咳较甚，加葶苈大枣泻肺汤泻肺行水；痰郁化热，痰黄稠黏难出，加海蛤壳、鱼腥草、金荞麦根、黄芩清化痰热；胸痛甚，且瘀象明显，加郁金、川芎、延胡索行瘀止痛；神疲纳呆者，加党参、白术、鸡内金健脾助运。

3. 阴虚毒热证

咳嗽无痰或少痰，或痰中带血，甚则咯血不止，胸痛，心烦寐差，低热盗汗，或热势壮盛，久留不退，口渴，大便干结，舌质红，舌苔薄黄，脉细数或数大。治宜养阴清热，解毒散结。方选沙参麦冬汤和五味消毒饮加减。咯血不止，加藕节、白茅根、仙鹤草、旱莲草、白及、三七凉血止血；大便干结，加瓜蒌、桃仁润肠通便；低热盗汗，加地骨皮、白薇、五味子育阴清热敛汗。

4. 气阴两虚证

咳嗽，无痰或少痰或泡沫痰，或痰黄难咳，痰中带血，胸痛气短，心烦失眠，口干便秘，舌质红，苔花剥或光剥无苔，脉细数。治宜益气养阴，温阳清肺。方选生脉饮加减。如痰中带血，加仙鹤草、小蓟炭、阿胶（烊化）；气虚征象明显，加太子参、白术益气健脾；偏于阴虚者，加北沙参、天冬、玄参、百合养阴增液；咯痰不利、痰少而黏者，加贝母、瓜蒌、杏仁清肺化痰；肺肾同病、阴损及阳，加仙茅、淫羊藿、巴戟天、肉苁蓉、补骨脂温补肾阳（图16）。

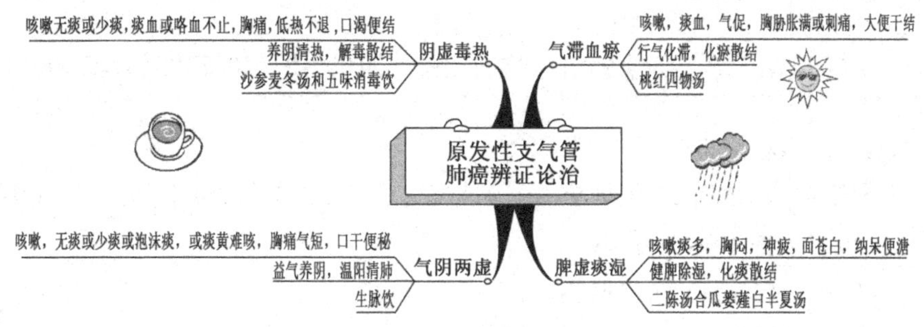

图16　原发性支气管肺癌的辨证论治

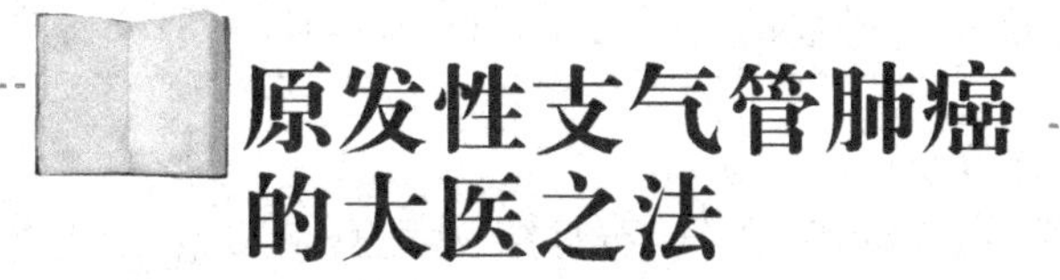

原发性支气管肺癌的大医之法

大医之法一：养阴清热类方

搜索

(1)李峥嵘验方

药物组成：生地黄10g，玄参12g，黄精10g，山药12g，白扁豆10g，天冬

12g,天花粉 10g,陈皮 9g。

功效:养阴清热。

主治:肺癌阴虚内热证。

加减:舌如镜面无苔,加女贞子 12g,枸杞子 15g。

[李峥嵘. 中医药辨证分型治疗肺癌 125 例. 河南中医学院学报,2004,19(112):53]

(2)胡志萍验方

药物组成:南北沙参、生地、前胡、天麦冬、地骨皮、桃仁、杏仁、贝母、炙鳖甲、全瓜蒌、半枝莲、白花蛇舌草、石见穿、徐长卿、山海螺。

功效:养阴清热,解毒散结。

主治:肺癌阴虚内热,毒热蕴结证。

[胡志萍,等. 陈焕朝治疗肺癌经验. 四川中医,2007,25(5):7~8]

(3)陈玉琨验方

药物组成:桑白皮、生地黄、知母、沙参、麦冬、浙贝母、鳖甲(先煎)、生薏苡仁、鱼腥草各 15g,甘草 6g。

功效:滋肾清肺,除痰清热。

主治:肺癌肺肾阴虚、痰热互结证。

[陈玉琨,等. 肺癌的中医治疗. 新中医,1999,31(5):31~32]

(4)龚皓验方

药物组成:南北沙参、芦根、石见穿、生牡蛎各 30g,天麦冬、百合、瓜蒌皮、金银花、夏枯草、杏仁、百部各 12g。

功效:养阴清肺,软坚解毒。

主治:肺癌肺阴亏虚证。

加减:咽干,加玄参、桔梗各 15g,咯血,加茜草 12g、海蛤粉 20g。

[龚皓. 中西医结合治疗中晚期肺癌 117 例. 河北中西医结合杂志,1999,8(3):436~437]

(5)刘振东验方

药物组成:南沙参、北沙参、天冬、麦冬、炙鳖甲、山海螺、浙贝母、川贝母、半枝莲、白花蛇舌草、杏仁、仙鹤草、白英、黛蛤散(包)。

功效:养阴清热解毒,软坚散结。

主治:肺癌阴虚毒热证。

[刘振东,等. 周维顺治疗肺癌经验. 浙江中医学院学报,2004,3(28):39~40]

(6)杨春艳验方

药物组成:南北沙参各15g,麦冬12g,生甘草5g,白薇12g,白花蛇舌草30g,半枝莲15g,川贝粉(吞)3g,天花粉15g,蛤壳15g。

功效:养阴清肺化痰。

主治:肺癌阴虚痰热证。

加减:咳嗽,加紫菀、款冬花、前胡、杏仁;胸痛,加玄胡、橘络、丹参、川楝子;痰多,加黄芩、桑白皮、白前;痰中带血,加旱莲草、仙鹤草、白茅根、三七粉;纳差,加炒谷麦芽、山药、扁豆花;寐差,加夜交藤、龙骨。

[杨春艳. 养阴清肺法治疗肺癌的临床疗效观察. 中华临床医学研究杂志,2008,14(2):247]

大医有话说

肺癌是由癌毒侵袭于肺而发生于肺部的积聚,癌毒内阻,化热伤阴致阴虚内热,故肺之气阴不足是本,热毒、痰浊、瘀血内停是标。肺癌患者以阴虚热毒型为最常见,因癌毒侵袭人体,易耗气伤阴,导致阴虚内热证;另一方面,肺癌常经手术、放疗、化疗等,放射线损伤及化学药物的毒性反应亦常见燥热伤津的阴虚内热证候,故阴虚热毒是重要的病理机制。近年来的研究证实,滋阴清热解毒法可直接抑制肿瘤细胞增殖、促进细胞凋亡及基因表达、抑制细胞黏附与转移、增强机体免疫功能、提高肿瘤抗原的表达、抑制血管生成等,为中医药治疗肺癌提供了科学依据。如现代药理发现百合所含的秋水仙碱能抑制癌细胞的增殖,玄参成分中的苯丙素苷中酚羟基的数目对抑瘤强度影响很大,是决定它们体外抗氧化能力和抗肿瘤活性的主要因素;麦冬多糖可以促进体液免疫和细胞免疫功能,并诱生多种细胞因子,显著增加小鼠脾质量、显著提高小鼠血清中溶血素含量。

大医之法二：扶正驱邪类方

搜索

(1)李峥嵘验方

药物组成：黄精 10g，炙黄芪 15g，沙参 12g，山药 12g，白扁豆 10g，菟丝子 12g，女贞子 12g，首乌 10g，陈皮 10g。

功效：益气养阴。

主治：肺癌气阴两虚证。

[李峥嵘．中医药辨证分型治疗肺癌 125 例．河南中医学院学报，2004，19(112)：53]

(2)陈玉琨验方

药物组成：党参、麦冬、五味子、茯苓、熟地黄、山茱萸、百合、浙贝母各 15g，山药 25g，桔梗 10g，冬虫夏草、甘草各 6g。

功效：益气养阴，扶正除积。

主治：肺癌肺脾两虚，肾阴枯竭证。

[陈玉琨，等．肺癌的中医治疗．新中医，1999，31(5)：31～32]

(3)龚皓验方

药物组成：党参 12g 或西洋参 10g，沙参、瓜蒌皮、天麦冬各 15g，生牡蛎、白花蛇舌草、石上柏、夏枯草各 20g，杏仁、五味子、川贝各 10g。

功效：益气养阴，清热化痰。

主治：肺癌气阴两虚证。

加减：偏气虚加北芪 15g，偏阴虚加知母、生地各 15g，胸痛加延胡、薤白各 10g。

[龚皓．中西医结合治疗中晚期肺癌 117 例．河北中西医结合杂志，1999，8(3)：436～437]

(4)刘振东验方

药物组成：生黄芪、太子参、茯苓、白术、补骨脂、菟丝子、冬虫夏草、山海螺。

功效：温补脾肾，益气解毒。

主治：肺癌脾肾双亏型。

[刘振东，等．周维顺治疗肺癌经验．浙江中医学院学报，2004，3(28)：39～40]

(5)胡志萍验方

药物组成：生黄芪、太子参、白术、云苓、五味子、补骨脂、炮姜、制南星、生晒参(另煎)、仙茅、山海螺、冬虫夏草(冲)、蜂房、僵蚕。

功效：温补脾肾，益气解毒。

主治：肺癌肺肾两虚，瘀毒内结。

加减：口干舌燥，加沙参、天花粉、生地、玄参、知母；咳嗽痰黏，加桔梗、瓜蒌、葶苈子、前胡、满山红、杏仁、马兜铃、紫菀等；痰多难咳，加海浮石、鹅管石；痰中带血，加藕节、白茅根、仙鹤草、旱莲草、蜂房、三七、白及、花蕊石、地榆、云南白药等；自汗气短，加人参、冬虫夏草、浮小麦、五味子、煅龙牡、生黄芪；高热不退，加大青叶、丹皮、生石膏、紫草；胸痛背疼，加元胡、乳香、没药、枳壳、全蝎；大便干结，加大黄、生地、元参、知母、郁李仁、麻仁；胸腔积液，加葶苈子、芫花、车前草、猪苓；颈部肿核，加猫爪草、山慈姑、夏枯草、穿山甲、水蛭、僵蚕。

[胡志萍，等．陈焕朝治疗肺癌经验．四川中医，2007，25(5)：7～8]

大医有话说

病久气血耗亏，阴损及阳致五脏亏损，尤以肺脾肾亏损为主，正气大虚，但邪毒留恋不去，瘀阻气道而痰不易出，长久而成积块。治疗时扶助正气，使肺癌患者的正气恢复到常态、稳态，即恢复到“阴平阳秘”的动态平衡，从而通过多途径提高机体免疫功能、改变肿瘤微环境，减弱甚至消除肿瘤产生的“土壤”，恢复机体免疫监视和调节作用，达到“养证积自除”的目的。如现代研究证实，人参、黄芪等都可诱导IL-2、IFN等细胞因子的表达，促进淋巴细胞转化，调整T细胞亚群比例，提高NK、LAK细胞活性，从而在运转中消灭转移的癌细胞。冬虫夏草甘、平，保肺益肾，所含的冬虫草素有抑制细胞分裂及抗癌作用，并具有非特异性刺激免疫反应，可提高机体抗癌能力，延长艾氏腹水癌小鼠的存活时间，肺癌病人虚弱及放、化疗后用炖品食补，可获良效。

大医之法三：健脾化湿祛痰类方

搜索

(1)李峥嵘验方

药物组成：黄芪 15g，党参 12g，白术 15g，茯苓 15g，薏苡仁 12g，半夏 10g，陈皮 12g。

功效：健脾化湿。

主治：肺癌脾虚痰湿证。

加减：兼有畏寒、肢冷，加淫羊藿 10g、补骨脂 6g。

[李峥嵘．中医药辨证分型治疗肺癌 125 例．河南中医学院学报，2004，19(112)：53]

(2)陈玉琨验方

药物组成：党参、生薏苡仁各 20g，茯苓、白术、浙贝母、白扁豆、炒穿山甲(先煎)各 15g，山药 25g，桔梗、砂仁(后下)各 10g，陈皮、甘草各 6g。

功效：补气健脾，除痰散结。

主治：肺癌脾肺气虚，痰湿内阻证。

[陈玉琨，等．肺癌的中医治疗．新中医，1999，31(5)：31～32]

(3)胡志萍验方

药物组成：苍白术、云苓、党参、生薏苡仁、陈皮、半夏、制南星、前胡、桃杏仁、牙皂、马兜铃、猫爪草、半枝莲、白花蛇舌草、龙葵。

功效：益气健脾，肃肺化痰。

主治：肺癌脾虚气虚，痰湿痰毒结肺证。

加减：如寒湿较重、阳气不足以温化寒痰者，可予温阳补肺之品以化寒痰凝湿，如麻黄、白芥子、干姜、附子、生南星、生半夏。但应用时应严防中毒。

［胡志萍，等．陈焕朝治疗肺癌经验．四川中医，2007，25(5)：7～8］

(4)龚皓验方

药物组成：党参20g，白术、茯苓、苡米各12g，半夏、桑白皮、桔梗、草河车各10g，冬虫夏草5g(为末冲服)。

功效：益气健脾，理气化痰。

主治：肺癌肺脾气虚证。

加减：兼悬饮而不能平卧，加葶苈子、白芥子各10g。

［龚皓．中西医结合治疗中晚期肺癌117例．河北中西医结合杂志，1999，8(3)：436～437］

(5)刘振东验方

药物组成：茯苓、陈皮、半夏、生薏苡仁、苍白术、生黄芪、浙贝、猫爪草、半枝莲、白花蛇舌草、党参。

功效：健脾化痰，解毒清肺。

主治：肺癌痰湿蕴肺型。

［刘振东，等．周维顺治疗肺癌经验．浙江中医学院学报，2004，3(28)：39～40］

大医有话说

李东垣《脾胃论》云："百病皆由脾胃衰而生"，肺癌的发生，与脾的功能异常有密切的关系。脾主运化，为气血生化之源，《素问·经脉别论》云："饮入于胃，游溢精气，上输于脾，脾气散精，上归于肺"，即饮食入胃，"脾主为胃行其津液"，以化生气血，滋养五脏，肺所主之气亦赖脾气布散之精微以充盛。且脾肺母子相生，同属太阴，同气相求，脾虚运化乏源，生气不足，可以导致肺气不足，正如李东垣云："脾胃一虚，肺气先绝"，肺气虚不能宣发肃降，脾气虚不能运化水湿，痰浊内停为患，痰浊于肺日久，阻滞气机，肺失治节，血脉不利，瘀血内停，痰瘀互结，成毒酿癌，发为肺中积块。金·张元素《活法机要》有云："壮人无积，虚人则有之。脾胃虚弱，气血两衰，四时有感，皆能成积"；《景岳全书》也有"脾胃不足及虚弱失调之人，都有积聚之病"之说，所以脾胃虚弱不足在肺癌的发病中占据重要地位。治疗时常配伍健脾化湿之药。如生薏苡仁,《本草纲目》提及:"健脾益胃,补肺清热,祛风胜湿,清热,下气和营。"现代药理研究表明,其种仁的丙酮和乙醇提取物对艾氏腹水癌有抑制作用;法半夏燥湿化痰,实验发现其对小鼠宫颈癌-14,肉瘤-180,肝实体型以及Hela细胞均有抑制作用。

大医之法四:行气活血类方

搜索

(1)李峥嵘验方

药物组成:黄芪15g,黄精10g,香附12g,延胡索12g,郁金12g,皂刺10g,炮甲10g,土鳖虫9g,三七9g,白及9g,仙鹤草15g,云南白药9g。

功效:活血化瘀行气。

主治:肺癌气滞血瘀证。

[李峥嵘.中医药辨证分型治疗肺癌125例.河南中医学院学报,2004,19(112):53]

(2)龚皓验方

药物组成:八月札、石见穿、全瓜蒌各30g,丹参、王不留行各15g,降香、三棱、莪术、柴胡、郁金、炮山甲、蜂房、桃仁各10g。

功效:理气化瘀,软坚解毒。

主治:肺癌气滞血瘀证。

加减:胸胁或周身痛甚,酌加大黄、桂枝各10g,兼咯血加丹皮、茜草各10g。

[龚皓.中西医结合治疗中晚期肺癌117例.河北中西医结合杂志,1999,8(3):436~437]

(3)刘振东验方

药物组成:鱼腥草、葶苈子、枳壳、降香、杏仁、瓜蒌皮、铁树叶、桔梗、远志、炙草、茜草根。

功效:理气化滞,活血解毒。

主治:肺癌气滞血瘀型。

[刘振东,等. 周维顺治疗肺癌经验. 浙江中医学院学报,2004,3(28):39~40]

(4)侯恩存验方

药物组成:党参、白术、茯苓、陈皮、半夏、车前子、猪苓、泽泻、川贝母、杏仁、半枝莲、鱼腥草、甘草。

功效:解毒化瘀,清热养阴。

主治:肺癌血瘀热毒型。

[侯恩存,等. 中西医结合治疗Ⅲ、Ⅳ期非小细胞肺癌33例. 中医研究,2007,20(2):33~35]

(5)李柳宁验方

药物组成:生桃仁、枳壳、柴胡、川芎、桔梗、牡丹皮、延胡索、香附、姜黄、莪术、全蝎、蜈蚣。

功效:行气活血,通络散结。

主治:肺癌气滞血瘀证。

[李柳宁,等. 中医辨证施治结合化疗对中晚期非小细胞肺癌预后因子的影响. 中国中西医结合杂志,2003,23(8):575~579]

大医有话说

目前对于活血化瘀药物能否抑制肿瘤的生长和转移有两种明显不同的观点。大多数研究表明,活血化瘀药具有抗肿瘤及其恶性转移的作用,其作用机制主要概括为:①影响恶性肿瘤细胞癌基因表达;②直接抑杀肿瘤细胞;③诱导肿瘤细胞凋亡;④诱导肿瘤细胞的分化;⑤抑制端粒酶的表达;⑥阻断肿瘤血管生成;⑦提高机体的免疫功能;⑧增效减毒作用;⑨改善血液流变学,消除微循环障碍等。对肺癌来说,一来肺气虚则气滞而血瘀,久而成有形之病;二来久病入络,气血运行不畅而形成瘀血。所以治疗时应酌情选用养血、止痛、行气、散结、止血、活血等的中药。且肺癌患者多伴咯血、痰症状,止血不可过用温燥,应酌情加入清润祛瘀之品。因"肺为娇脏,喜润恶燥",而肺癌出血,不仅有血热迫血妄行之病机,而且多伴有瘀血证,注意止血而不应留瘀。临床上多选用仙鹤草、天门冬、三七等止血祛瘀之品。

第9章 对付支气管扩张，中医名方很拿手

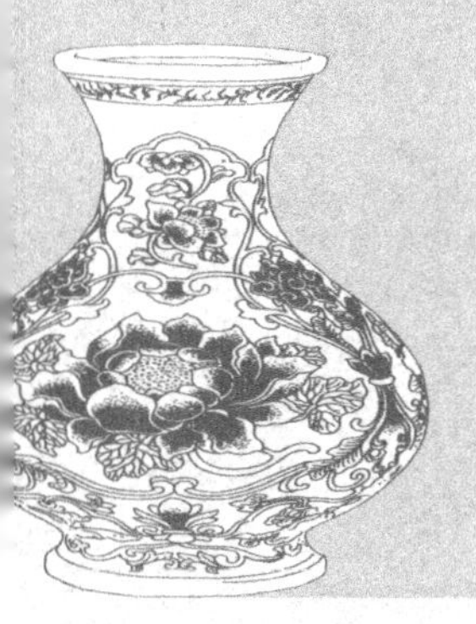

支气管扩张是指支气管及其周围肺组织因慢性炎症损害管壁，以致支气管扩张变形的一种病症。其病理机制是呼吸道反复感染引起支气管管壁的慢性化脓性炎症，损坏了支气管壁的重要支撑结构（如平滑肌、胶原纤维、弹力纤维和软骨），使其不能承受吸气和咳嗽对管腔向外牵拉而扩张，同时不全阻塞形成活瓣作用，使阻塞以下的支气管管腔内的气体易吸入，不易呼出，支气管管腔内的气体压力不断增大，促进支气管的持久性扩张。部分有先天遗传因素。患者多有童年麻疹、百日咳或支气管肺炎等病史。以慢性咳嗽、咳吐脓痰和间断反复咯血为主要临床表现。在呼吸系统疾病中，其发病率仅次于肺结核。支气管扩张在中医学中，可归属于“肺痿”、“劳嗽”、“咯血”、“咳嗽”等范畴。

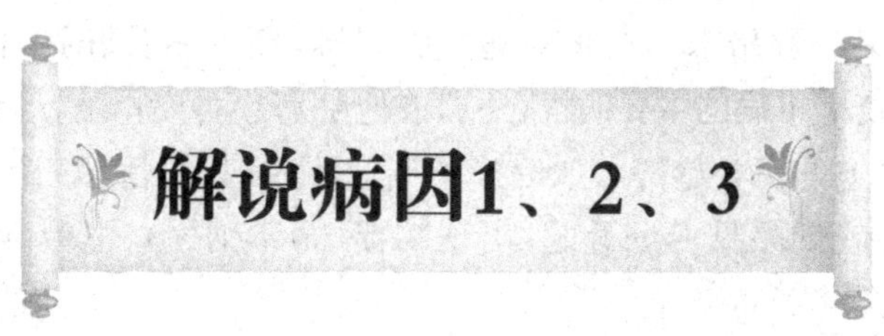

1. 情志不遂

以郁怒伤肝为主要因素。情志不和，郁怒伤肝，逆气化火，上逆犯肺，灼伤肺络而成咯血、咳嗽。

2. 外邪袭肺

外邪侵袭是导致本病的外因。外邪以风寒、风热、疫毒之邪为主，邪蕴于肺，化热生火，灼伤肺络，煎熬肺津，而出现咯血、脓痰的症状。

3. 肺脾素虚

先天禀赋不足，肺脾两虚是发生本病的根源。肺脾两虚，易感外邪，又祛邪无力，遂致外邪反复入侵，迁延日久而成本病。

4. 虚火伤肺

久病伤阴，或外邪袭肺，耗伤肺阴，虚火内生，灼伤肺络而成本病。

5. 瘀血阻肺

以上几种病因致病日久未愈，均可导致肺气阻塞，血行滞涩，稠黏成瘀，而致瘀血阻肺，加重病情。

肺为娇脏，喜润恶燥。火热、痰湿、瘀血是本病的常见致病因素。本病的形成常与幼年或体虚之时肺部感受外邪侵袭(如患流感、麻疹、百日咳)有关。其病虽愈而正气受伤，致使痰湿深伏于肺。若再遇外邪侵入，或肝火犯肺，引动内伏之痰湿，导致肺气上逆，而每见咳嗽、吐脓痰等症候；热伤肺络，血溢脉外则见咯血或痰中带血;久病入络,或离经之血留滞不散,形成瘀血,又成为致病因素。本病自邪热犯肺到形成肺络损伤,是慢性渐进过程,病程缓慢。以本虚标实,虚实兼夹为病理特点,即肺脾两虚为本,外邪侵袭为标,肺脏本虚贯穿病程始末。本病初起主脏属肺,渐可累及肝脾,日久累及心肾。肺络损伤是本病的主要病机,外邪或他脏邪热再度伤络,形成病情反复发作,迁延难愈的病变趋势。如治疗不当或不及时,病情经久不愈,正气更加耗伤,故在晚期易见变证叠起,出现喘促(肾不纳气)、虚劳(阴血阳气亏虚)等病证(图 17)。

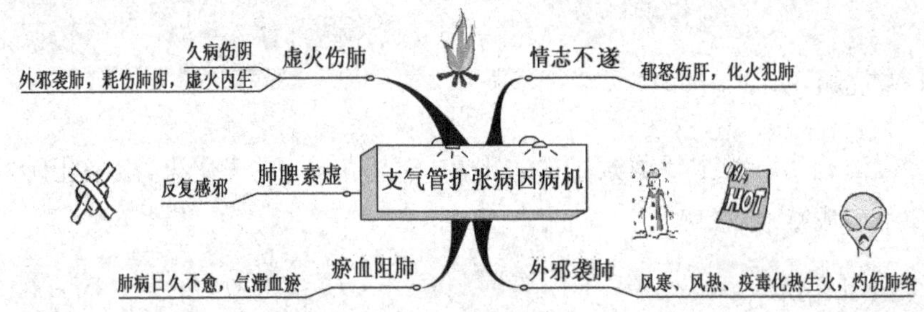

图 17　支气管扩张的病因病机

中医治病，先要辨证

1. 痰热蕴肺证

反复咳嗽、咯吐脓痰(或偶有痰中带血或少量咯血)。重者伴有肺部感染而高热,咳嗽加剧,脓痰或绿脓痰量增多,胸痛胸闷,口苦口臭,或牙龈肿痛,大便偏干。舌黯红,苔黄腻,脉滑数。治宜清热解毒,宣肺化痰。方选千金苇茎汤和桔梗汤加减。如咳吐脓痰量多,伴发热便秘者,可于上方中加鲜竹沥、紫花地丁、大黄,加强清热解毒、化痰排脓的作用;伴咯血者,酌情选加大黄炭、地榆、茜草,有清热凉血止血的作用;在上方中加用生黄芪,有益气扶正、托毒排脓的功效,故无论是否有正虚存在,均宜重用之。

2. 火热伤肺证

反复少量咯血或痰中带血,重则大咯血不止。常伴有烦躁不安,口苦口干，大便干结，舌红苔黄，脉弦数。治宜清肝泻火、凉血止血。方选黛蛤散加味。如咳嗽重者，加杏仁、前胡、白前；热盛痰多者，选加瓜蒌、鱼腥草、竹沥、银花。

3. 阴虚火旺证

病程日久，气阴受损，而见咳嗽痰少或干咳无痰，痰中带血，血色鲜红，口干咽燥，五心烦热，舌红少津，少苔或无苔。脉细数。治宜滋阴清热，润肺止血，化痰止咳。方选百合固金汤加减。如阴伤潮热者，加地骨皮、白薇各10g，加强滋阴清热除烦的药效；如咯血量多，伴面色苍白、大汗淋漓者，为气随血脱的危重症候，应使患者安卧，急以独参汤益气固脱，并酌情进行中西医结合紧急抢救。

4. 肺气不足证

病情恢复期，临证可见胸闷气短，面色少华，神疲乏力，头晕目眩，咳嗽有痰，或见痰中带血，舌淡黯，苔白，脉沉细。治宜补益肺气，润肺止咳。方选生脉散合沙参麦门冬汤加减。如气虚明显，可酌情选用党参、人参或生黄芪，加强益气养肺的作用（图 18）。

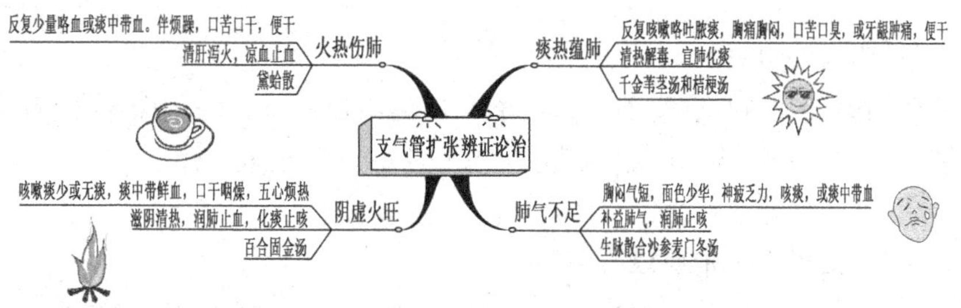

图 18　支气管扩张的辨证论治

支气管扩张的大医之法

大医之法一：清热化痰方

搜索

(1)张保华验方

药物组成：黄芩、竹茹、茜草、白及各12g，桑白皮、丹皮、连翘各10g，鱼腥草、苇茎各30g，杏仁、葶苈子各20g，桔梗、生甘草各15g。

功效：清热化痰，凉血止血。

主治：支气管扩张痰热壅肺型。

[张保华．清热化痰汤加减治疗支气管扩张咯血42例疗效观察．中医药学刊，2006，24(12)：2319～2320]

(2)邓国安验方

药物组成：海蛤壳(先煎)、鱼腥草各30g，桑白皮、白及、紫珠草、仙鹤草、炙杷叶、天花粉各15g，北杏、制胆星、浙贝各10g，三七末3g。

功效：清热凉血止血。

主治：支气管扩张痰热壅肺型。

[邓国安．清肺止血汤治疗支气管扩张合并感染58例．陕西中医，2008，29(8)：954～955]

大医有话说

《丹溪心法·咯血》中首先明确了支气管扩张的病名，认为该病因肺络受损所导致，当内外之邪侵犯及肺，肺气上逆则为咳，损伤肺络则为咳血。本症初起正盛邪实，以痰热壅肺为多见，火热之邪灼伤肺支脉络，为其出血的主要病因，治疗常宜清热泻火，宣降肺气，配凉血止血之法。病久体虚者则耗气伤血，以本虚标实，阴虚火旺为多，同时也不乏气虚失固或脉络瘀滞之证。常用平肝降火，滋阴清热，益气摄血，活血宁络之法。总之，气火亢盛与阴虚火旺是咯血的基本病机，诚如《景岳全书·血证》所云："血本阴精，不宜动，而动则为病……盖动者多由于火，火盛则迫血妄行……凡病血者，虽有五脏之辨，然无不由于水亏，水亏则火盛，火盛则刑金，肺病则肺燥，肺燥则络伤而嗽血。"但对反复咯血不愈的病人，因热邪煎熬津液，痰瘀凝滞，或离经之血留而不去，瘀阻脉道，络损不复，则可致咯血反复不愈。因此对咯血反复不愈的病人，痰浊、瘀血也是其病机的重要方面。本病病位虽在肺，但与肝、脾、胃、肾也有密切关系。张保华的清热化痰汤中黄芩、桑白皮、连翘、鱼腥草清肺热；茜草、白及、丹皮凉血止血；苇茎、桔梗、杏仁、葶苈子、竹茹宣肺祛痰止咳；甘草调和诸药。诸药配伍共同起到清热宣肺、化痰止血作用。现代药理研究显示：白及能增强血小板第三因子活性，有良好的物理性局部止血作用，可显著缩短凝血时间及凝血酶原时间；茜草有止咳、祛痰作用，能缩短血液凝固时间；葶苈子中的苄基芥子油对酵母菌、20多种真菌及数十种其他的菌株均有抑制作用；丹皮对白色葡萄球菌、枯草杆菌、伤寒杆菌等有较强的抗菌作用；黄芩有抗感染、抗变态反应及解热利尿作用。《医门法律·肺痿肺痈门》提出："清肺热，救肺气，俾其肺叶不致焦腐"，"清一分肺热，即存一分肺气"。《类证治裁·肺痿肺痈》说："肺痈由热蒸肺窍，至咳吐臭痰，胸胁刺痛，呼吸不利"，治在"利气疏痰，降火排脓"。邓国安基于上述治则，拟清肺止血汤治疗，方中鱼腥草、桑白皮、天花粉清热泻肺排脓，且天花粉还有清热生津之效，海蛤壳、制胆星、浙贝清肺化痰，白及、紫珠草、仙鹤草、三七末化瘀收敛止血，北杏、炙杷叶降气止咳，使肺气宣肃复常。诸药合用，共奏清热化痰、祛瘀止血之效，故疗效明显优于对照组。现代药理研究显示，鱼腥草在体外有较广的抗菌谱，对多种革兰阳性及阴性细菌有不同程度的抑制作用，并能增强机体抗感染能力；桑白皮具有抗炎的作用；浙贝能稀释痰液，扩张支气管，使痰容易咯出；白及、紫珠草、仙鹤草、三七，能缩短出、凝血时间，具有不同程度的止血作用。

大医之法二:清肝泻火方

搜索

(1)冯高华验方

药物组成:生蛤芥10g,青黛(包)5g,生地黄5g,白茅根20g,花蕊石10g,淡秋石10g,枇杷叶(包)10g,藕节炭10g,黄芩10g,黑山栀10g,茜草炭10g。

功效:泻肝清金,凉血和络。

主治:支气管扩张咯血者。

[冯高华.泻肝清金凉血和络法治疗支气管扩张咯血45例.甘肃中医,2008,21(11):39]

(2)孟辉验方

药物组成:龙胆草、栀子、黄芩、泽泻、木通、车前子、钩藤各10g,生地黄、白茅根各30g,青黛15g,当归、柴胡、甘草各6g。

功效:清肝泻火,凉血止血。

主治:支气管扩张咯血者。

[孟辉.龙胆泻肝汤新用.新中医,2001,33(9):69~70]

大医有话说

沈金鳌《杂病源流犀烛》云:"诸血,火病也,盖血属阴,难成而易亏,人非节欲以谨养之,必至阳火盛炽,日渐煎熬,真阴内损,而吐衄妄行于上。"血生于脾,统于心,藏于肝,宣布于肺,根于肾。心为君,肝为相,君火动,相火从之。相火动,六经之火从之。火动则血以动,血液流逆,聚于两胁胸膈之间,从火而升,则为咯血。因此,本病咯血多为肝火上炎。肝足厥阴之脉,循喉咙之后入颃颡,肝经之别支由下而上贯膈注肺,循经而舒启肺气,使肺气宣降有序。肺主降而肝主升,二者互相协调,对于全身气机的调畅起着重要的作用。肝气郁积化火,木火偏旺,金不制木,木反侮金;气火上逆,灼伤肺络,见咯血鲜红;另外,肝肾同源,肾阴不足,精不化血,肝失滋养,肝火内动上炎,伤及肺络,出现咯血。所谓"治火即是治血",故用青黛、黑山栀、黄芩清肝火，藕节炭、白茅根、花蕊石、淡秋石、枇杷叶(包)、藕节炭凉血和络，因而取得很好的疗效。而孟辉根据患者症状：咯血鲜红，时感咽喉发痒，伴烦躁易怒，神情紧张，胸胁胀闷，口苦，头晕目胀，尿短赤，舌红、苔薄黄，脉弦数，诊断证属肝火犯肺。认为乃情志过激，肝火上逆犯肺，耗伤肺阴，肺络受损，血热妄行，则见咯血、烦躁易怒、胸胁胀闷、口苦等症。故用龙胆泻肝汤加减。本方在临床上多用于阴虚而不甚、阳亢而不烈之高血证及滴虫性阴道炎、阴痒、带下等证，皆有一定疗效。《重订通俗伤寒论》所评："肝为风木之脏，内寄胆府相火，凡肝气有余，发生胆火者，症多口苦胁痛，耳聋耳肿，阴湿阴痒，尿血赤淋，甚则筋痿阴痛。故以胆、通、栀、芩纯苦泻肝为君；然火旺者阴必虚，故又臣以鲜地、生甘，甘凉润燥，救肝阴以缓肝急；妙在佐以柴胡轻清疏气，归须辛润舒络；使以泽泻、车前咸润达下，引肝胆实火从小便而去。此为凉肝泻火，导赤救阴之良方。然惟肝胆实火炽盛，阴液未涸，脉弦数，舌紫赤，苔黄腻者，始为恰合。"方中龙胆草、柴胡、栀子、黄芩清肝泻火；木通、泽泻、车前子清利湿热；生地黄、白茅根凉血止血；当归、甘草滋阴养血，泻中有利，清中有养；钩藤平肝止咳；青黛清肝降火，凉血止血。共奏清肝泻火，凉血止血之功。

大医之法三：养阴润肺方

搜索

(1)吴银根验方

药物组成：桑白皮 10g，黄芩 10g，黄连 3g，制大黄 6g，金荞麦 30g，山海螺 30g，薏苡仁 30g，南沙参、北沙参各 15g，芦根 20g，桔梗 10g，桃仁 10g，白及 15g，茯苓 15g，太子参 15g，甘草 6g。

功效：清热益气养阴。

主治：支气管扩张反复少量咯血者。

[黄海茵．支气管扩张症辨治拾萃．上海中医药杂志，2008，42(4)：33～35]

(2)罗玲验方

药物组成：太子参 30g，麦冬 15g，五味子 15g，桔梗 15g，浙贝母 15g，京半夏 12g，百合 15g，北沙参 30g，牡丹皮 12g，山栀子 12g，藕节 12g，乌梅

12g，诃子 12g，侧柏叶 12g，仙鹤草 12g，煅龙骨 30g，煅牡蛎 30g，三七粉 10g，厚朴 10g，甘草 3g。

功效：益气养阴，活血化瘀。

主治：支气管扩张反复发作气阴两伤型。

［寇明星．2009 第十次全国中西医结合防治呼吸系统疾病学术研讨会］

大医有话说

吴银根认为，小量反复支扩咯血或痰血是治疗的难点之一。究其原因，支气管扩张的发病机制中，包括支气管受损、气道阻塞、感染、炎症等多种因素，引起局部瘀滞、细菌繁殖、炎症加重，尚有血-支气管屏障、局部解剖结构改变等因素，致使全身用药的疗效欠佳，中药也不例外，以支气管镜下灌洗直达病所，祛除顽痰，为充分发挥中、西药物的作用创造有利条件。等痰血消失后，偶有咳嗽、少量白痰。再予中药养阴益气，兼清余热，效果甚佳。罗玲对支气管扩张的病理机制观点是：肺为娇脏，喜润恶燥。支气管扩张症多由于感受外邪日久不愈，邪气留于肺中，郁久化热，煎熬肺中津液，致津亏液耗，病程迁延，久病伤阴，阴虚火旺，灼伤肺络，迫血外溢而致。由于肺肾阴虚，阴无所制，虚火上炎导致本病复发。而《素问・痹论》中说："病久入深，营卫之行涩，经络时疏，故不通。"同时阐明了"久病致瘀"的病例特点，即正气亏虚，无力行血，血行不畅则瘀滞。由此可见，气阴亏虚夹有瘀滞是支气管扩张缓解期各证型所共同具有的病理基础，只是在侧重上因人而异。益气养阴化瘀法并非一个独立出来的治疗方法，而是贯穿于支气管扩张症治疗恢复阶段都需要应用到的治疗原则。临床上在处方过程中需要兼顾益气、养阴、化瘀三个方面。常用药物包括：太子参、党参、黄芪、北沙参、麦冬、百合、熟地、玉竹、牡丹皮、丹参、桃仁、赤芍、白芍、川芎。本方以益气养阴的生脉散为基础方加减，配合清热化痰止血的药物缓解症状。同时加入活血的牡丹皮、三七粉，既可以活血清热，又可以活血止血；厚朴可以行气以行瘀，调畅气机以利血行。全方在益气养阴的基础上，配合止血活血行气清热的药物，诸法并用方取良效。

第10章 用对名方，告别支气管哮喘

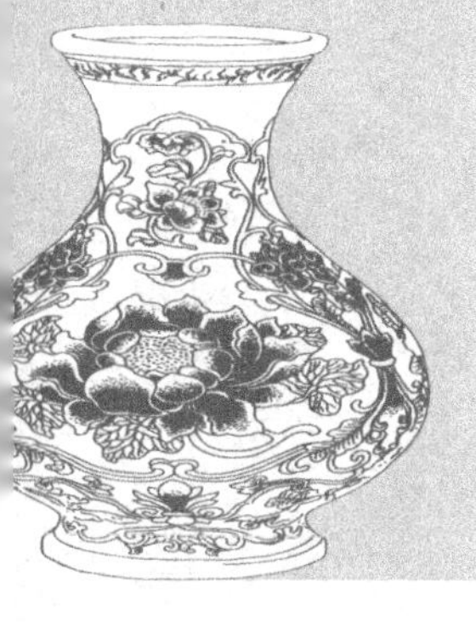

支气管哮喘(简称哮喘)是机体对抗原性或非抗原性刺激引起的一种气管–支气管反应过度增高的疾病。临床表现为反复发作性的伴有哮鸣音的呼气性呼吸困难、胸闷或咳嗽，常在夜间和（或）清晨发作、加剧，症状可在数分钟内发作，干咳或咳出大量白色泡沫痰，严重者呈端坐呼吸，伴明显发绀、烦躁不安。以上症状持续数小时至数天，经用支气管扩张药后缓解或自行缓解。某些病人在缓解数小时后可再次发作。哮喘发作时可并发气胸、纵隔气肿、肺不张，长期反复发作和感染可并发慢性支气管炎、肺气肿和肺源性心脏病。本病属于中医学“哮病”、“喘病”的范畴。

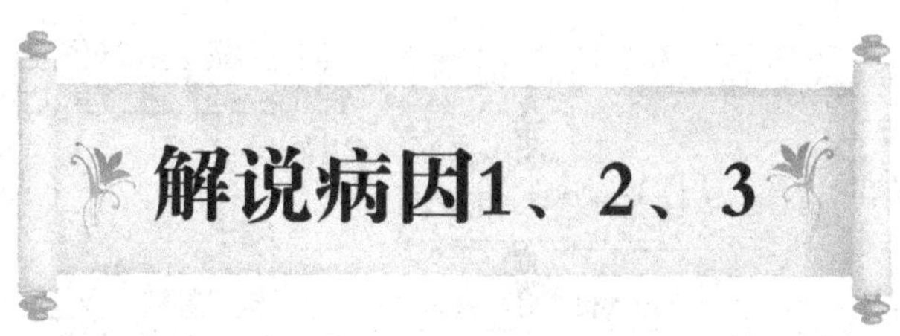

解说病因1、2、3

哮喘病的起因是多方面的，而其形成总为宿痰内伏于肺，每因外感、饮食、情志、劳倦等诱因而引触，以致痰阻气道，肺失肃降，气道挛急。

1. 外邪侵袭

外感风寒或风热之邪，失于表散，邪蕴于肺，壅阻肺气，气不布津，聚液生痰。或吸入风媒花粉、烟尘、异味气体等，影响肺气的宣发，以致津液凝聚，痰浊内蕴。

2. 饮食不当

贪食生冷，寒饮内停，或嗜食酸咸甘肥，积痰蒸热，或因进食鱼蟹虾等发物，而致脾失健运，饮食不归正化，痰浊内生，上干于肺。

3. 情志失调

忧思郁虑，愤懑恼怒，肝气郁结，上逆犯肺，木叩则金鸣。肝郁久化火，木火刑金或七情郁结，阴血暗耗，血燥生风，阴虚风动，内风上扰，摇钟而鸣。

4. 体虚病后

体质不强，或病后体弱，如幼年患麻疹、顿咳，或反复感冒，咳嗽日久等，以致肺气亏虚，阳虚阴盛，气不化津，痰饮内生；或阴虚火盛，热蒸液聚，痰热胶固。体质不强多以肾虚为主，而病后所致者多以肺脾虚为主。

上述各种病因，既是引起本病的重要原因，亦为每次发病的诱因，如气候突变、饮食不当、情志失调、劳累过度等俱可诱发，其中尤以气候因素为主。本病多在气候变化，由热转寒，及深秋、冬春寒冷季节，发病率增高。病位在肺，与肝、脾、肾关系密切。病理因素以痰为主，病机关键为气郁、气逆。当其发作时，痰随气升，气因痰阻，相互搏结，阻塞气道，肺气出入不利，以致呼吸困难，气息急促（图 19）。

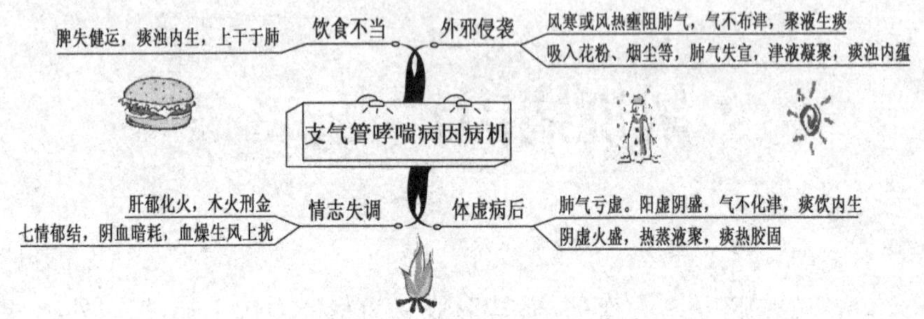

图 19　支气管哮喘的病因病机

中医治病，先要辨证

发作期

1. 寒哮

呼吸急促，喉中哮鸣有声，胸膈满闷如塞，咳不甚，痰少咯吐不爽，面色晦黯带青，口不渴，或渴喜热饮，天冷或受寒易发，形寒怕冷，舌苔白滑，脉弦紧或浮紧。治宜温肺散寒，化痰平喘。方选射干麻黄汤加减。若表寒里饮，寒象较甚者，可用小青龙汤，酌配杏仁、苏子、橘皮等利气化痰；若病发于秋深或秋冬之交时，感受凉燥之邪而诱发者，多选杏苏散，外散秋凉、内润肺气；若见上实下虚、痰涎壅盛、胸膈满闷、腰疼脚软、肢体倦怠、舌淡苔白、脉沉细者，当标本同治，用苏子降气汤加黄芪、山萸肉、沉香等温阳补虚，降气化痰。

2. 热哮

气粗息涌，喉中哮鸣，胸高胁胀，咳呛阵作，咯痰色黄或白，黏浊稠厚，排吐不利，烦闷不安，汗出，面赤，口苦，口渴喜饮，舌质红，苔黄腻，脉弦滑或滑数。治宜清热宣肺，化痰定喘。方选定喘汤加减。若肺气壅实，痰鸣息涌不得卧，加葶苈子、苏子、广地龙；痰热壅盛，大便干结者，加全瓜蒌、大黄、枳实；哮久热伤肺阴且痰热不净、虚中夹实者，当养阴清热、敛肺化痰，可用麦门冬汤加减。

3. 气郁哮

咳喘不已，呛咳少痰，或喘鸣气逆，伴胸胁胀满，脘闷纳减，心中懊侬，发病与情志有关，女子则与月经关系密切。苔薄腻，脉弦。治宜疏肝理气，降逆平喘。方选四逆散加苏子、前胡等。若见肝郁气滞、郁痰犯肺者，可选半夏厚朴汤加减；气郁化火、木火刑金而致哮病发作者，方用黛蛤散合泻白散加减；阴虚风动、风摇钟鸣而致哮喘病发作者，方选一贯煎加减；若哮病发作时以痰气壅实为主、寒与热俱不显著者，当用三子养亲汤加葶苈子、青皮、厚朴等涤痰除壅，利气平喘。

缓解期

1. 肺虚

气短声低，咳痰清稀色白，面色㿠白，平素自汗，怕风，常易感冒，每因气候变化而诱发，发作前喷嚏频作，鼻塞流清涕，舌淡苔白，脉细弱或虚大。治宜补肺固卫。方选玉屏风散加减。怕冷畏风明显，加桂枝、白芍、姜枣等调和营卫；阳虚甚者，加附子助黄芪以温阳益气；若气阴两虚、咳呛、痰少质黏、口咽干、舌质红者，可用生脉散加北沙参、黄芪等益气养阴。

2. 脾虚

平素痰多，倦怠无力，食少便溏，或食油腻易腹泻，每因饮食不当而引发，面色萎黄不华，舌质淡，苔薄腻或白滑，脉象细软。治宜健脾化痰。方选六君子汤加减。脾阳不振、形寒肢冷便溏，加附子、干姜以振奋脾阳。

3. 肾虚

平素短气息促，动则为甚，吸气不利，腰酸腿软，脑转耳鸣，劳累后喘哮易发，或畏寒肢冷，面色苍白，舌胖嫩，脉象沉细。或颧红，烦热，汗出黏手，舌红苔少，脉细数。治宜补肾摄纳。方选金匮肾气丸或七味都气丸加减。阳虚明显者，肾气丸加补骨脂、仙灵脾；阴虚明显者，七味都气丸加麦冬、当归；肾虚不能纳气者，加冬虫夏草、五味子、胡桃肉或与参蛤散(图 20)。

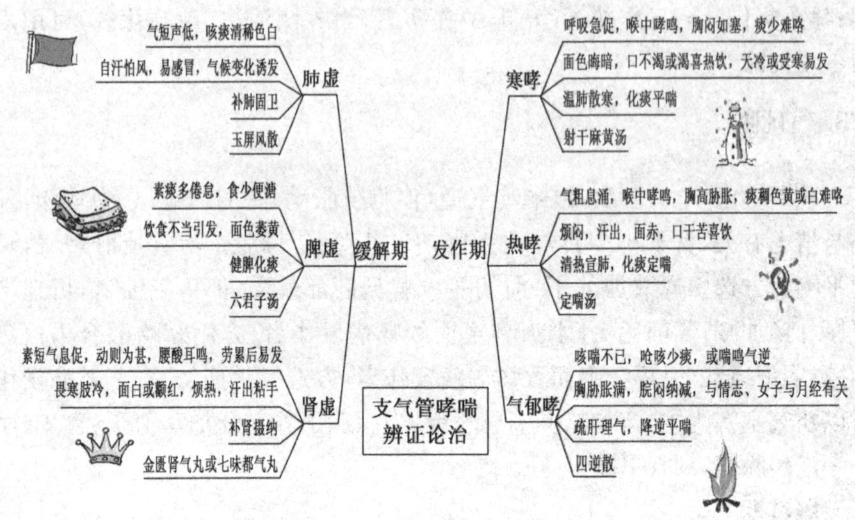

图 20　支气管哮喘的辨证论治

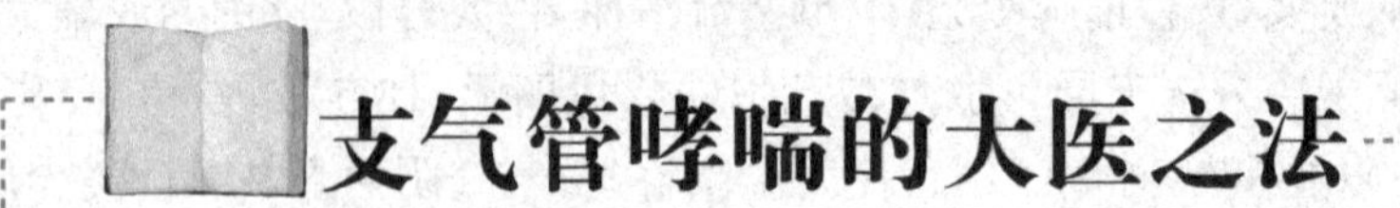

支气管哮喘的大医之法

大医之法一：定喘化痰方

搜索

(1)李良梅验方

药物组成：炙麻黄 9g，炒白果 10g，地龙 15g，制僵蚕 10g，苏子 10g，炒杏仁 10g，旋复花 10g(包煎)，炙甘草 6g。

功效：清肺化痰，止咳定喘。

主治：支气管哮喘急性发作期痰阻气逆证。

加减：寒痰伏肺者，加干姜 6～10g，细辛 1.5～3g；痰热壅肺者，加黄芩 6～9g，桑白皮 6～12g，瓜蒌 10～30g。

［李良梅，等．定喘化痰汤治疗支气管哮喘急性发作效果观察．中国乡村医药杂志，2010，17(7)：34～35］

(2)张燕华验方

药物组成：苏子10g，白芥子15g，莱菔子15g，生半夏6g，川朴6g，陈皮6g，白术10g，苍术10g，干姜3g，甘遂3g，大戟3g。将上述诸药打碎，加以姜汁或米酒用纱布包裹，隔水蒸透，武火蒸15分钟，文火蒸15分钟，趁热在患者背部的肺俞、定喘、大椎、风门等穴位上反复热敷30分钟，每日1次，7天为1疗程。

功效：化痰利气，宣肺平喘。

主治：支气管哮喘急性发作期痰郁气闭证。

［张燕华．化痰定喘散热敷治疗支气管哮喘的临床观察．中医临床研究，2010，2(11)：55～58］

(3)魏文浩验方

药物组成：苏子、白芥子、莱菔子、半夏、陈皮、茯苓、炙麻黄、炒杏仁、炒薏苡仁、地龙、僵蚕、石韦。

功效：涤痰利肺，降气平喘。

主治：支气管哮喘痰湿壅肺证。

［魏文浩．姜良铎教授论支气管哮喘从三态辨治经验．环球中医药，2010，3(4)：290～292］

(4)李培伟验方

药物组成：炙麻黄、苏子、陈皮各9g，杏仁、葶苈子、红花、赤芍药各12g，石膏30g，地龙、丹参、茯苓各15g，甘草6g。

功效：化痰平喘。

主治：支气管哮喘急性发作期痰阻气闭证。

加减：兼寒痰，加干姜、细辛，去石膏；热痰，加黄芩、桑白皮；痰多，加川贝母、半夏。

［李培伟．平喘汤加减治疗支气管哮喘32例．中国中医药现代远程教育，2010，8(10)：11］

(5)魏敏验方

药物组成:炙麻黄9g,前胡10g,半夏9g,炙紫菀10g,炙款冬10g,炒枳壳9g,桔梗、杏仁各4g,海蛤粉15g,炙甘草6g,细辛、五味子各2.5g,生姜3片,大枣3枚。

功效:止咳定喘,降气化痰。

主治:支气管哮喘痰饮阻肺证。

[魏敏.射干麻黄汤加减治疗支气管哮喘50例.中医临床研究,2010,2(13):89]

(6)王峰验方

药物组成:苏子20g,炙麻黄10g,杏仁10g,白芥子6g,莱菔子10g,法夏15g,茯苓10g,陈皮10g,青天葵10g,丹参10g,当归10g。

功效:宣肺化痰,降气平喘。

主治:支气管哮喘发作期痰凝阻肺证。

加减:若兼风寒表证者,加苏叶、防风,祛风解表;痰热甚,加黄芩、浙贝辛寒泻热;痰稀色白量多,加炒白术、陈皮为健脾燥湿理气化痰;胸中气结,可加瓜蒌、薤白;伴有畏寒肢冷、便溏、易出汗、舌淡红苔白、脉沉者,加红参、附子益气温阳。

[王峰,等.宣肺平喘汤治疗支气管哮喘37例.按摩与康复医学,2010,5:58~59]

大医有话说

支气管哮喘的病理因素以痰为主。朱丹溪云:"哮喘专主于痰。"痰的产生责之于肺不能布散津液、脾不能运输精微、肾不能蒸化水液,以致津液凝聚成痰,伏藏于肺,成为发病的"夙根"。而后每当遇气候突变、情志失调、饮食不当、劳累等多种诱因,均可引起发作。《证因脉治·哮病》指出:"哮病之因,痰饮留伏,结成窠臼,潜伏于内,偶有七情之犯,饮食之伤,或外有时令之风寒束其肌表,则哮喘之症作矣。"发作期的基本病理变化为:伏痰遇外感而引发,痰随气升,气因痰阻,相互搏结,壅塞气道。肺管本狭窄,通畅不利,肺气宣降失常,引动停积之痰,而致痰鸣如吼,气息喘促。临床以咳嗽、咳痰、喘息、呼气困难、自觉呼出为快、常反复发作为特征。所以,本病病位在肺,病机为痰阻气闭，以邪实为主。发作时应以攻邪平喘为主。《医学衷中参西录》说："龙骨善治肺中痰饮咳嗽，咳逆上气。"其与牡蛎同用，"为治痰之神品"。白果仁既有化痰浊作用，又能敛肺平喘。此两药常与麻黄并用，一开一收，既可加强止咳平喘之功，又能防止麻黄过于耗散之弊。苏子、白芥子、莱菔子，此为《韩氏医通》三子养亲汤方，白芥子温肺利气，利膈消痰；苏子降气行痰，使气降则痰不逆；莱菔子消食导滞，使气行则痰行。半夏、陈皮、茯苓，此三药出自二陈汤化裁而来，半夏燥湿化痰，为温化寒痰之要药。陈皮理气而助半夏化痰，使气顺则痰降，气化则痰亦化，合乎"治痰先治气"之说。配茯苓淡渗利湿，使湿从小便而去，湿去则脾健，脾无留湿不生痰。

现代研究也证实麻黄含有麻黄碱和挥发油。麻黄碱具有中枢镇咳作用，能增加分钟呼吸量；对支气管平滑肌有松弛作用，特别是在支气管平滑肌处于痉挛状态时作用更为显著，其挥发油能减少组胺致喘和延长致喘时间，并有祛痰作用。杏仁含有苦杏仁苷，具有显著止咳、平喘及祛痰作用，可分解产生的微量氢氰酸，不致引起中毒，而呈抑制呼吸中枢作用，以奏止咳平喘之效。射干含有射干定、鸢尾苷等成分，对常见致病性真菌有较强抑制作用，对支气管炎、哮喘、肺炎等有良好疗效。桑白皮含有多种黄酮类衍生物等成分，有一定止咳作用及明显利尿作用，对支气管哮喘发作期有较好效果。

大医之法二：活血化瘀方

搜索

(1)宋修军验方

药物组成：当归、川芎、桃仁、炙麻黄、杏仁、射干、地龙、桑白皮、甘草。

功效：活血化瘀，宣肺定喘。

主治：支气管哮喘慢性持续期痰瘀阻肺证。

加减：发热，加石膏、知母、黄芩；咳嗽痰多，加半夏、瓜蒌、贝母；脾虚食少，加党参、白术、焦三仙等。

［宋修军，等．祛瘀定喘合剂治疗支气管哮喘慢性持续期痰瘀阻肺证 32 例．中国中医药，2010，8(13)：35～36］

(2)江曙光验方

药物组成:当归10g,丹参15g,桃仁10g,红花5g,赤芍10g,干地龙10g,地鳖虫10g,黄芪20g。

功效:活血化瘀。

主治:支气管哮喘瘀血胶结证。

加减:寒哮,加麻黄10g、淡干姜10g;热哮,加生石膏(先煎)30g、桑白皮12g。

[江曙光.活血化瘀法治疗支气管哮喘35例疗效观察.湖南中医杂志,2001,17(5):15~16]

(3)孙红梅验方

药物组成:川芎、赤芍药、当归、桃仁、柴胡、红花、白术、枸杞子各3~9g,枳壳6~9g,黄芪、太子参、茯苓、牛膝、补骨脂各9~12g。

功效:活血化瘀,益气固卫。

主治:小儿哮喘缓解期气道瘀血证。

加减:汗多,加牡蛎、麻黄根;食欲不振,加砂仁、陈皮;夜寐不安,加夜交藤、珍珠母;平素痰多,加天浆壳、海浮石;喷嚏、鼻痒,加辛夷、苍耳子。

[孙红梅.活血化瘀方合必可酮防治小儿哮喘100例.河北中医,2004,26(1):25]

(4)魏文浩验方

药物组成:水蛭、丹参、三七粉、赤芍、当归、地龙、全蝎、川芎、海蛤壳、紫菀、金沸草。

功效:活血化痰,降逆平喘。

主治:支气管哮喘痰瘀互结证。

[魏文浩.姜良铎教授论支气管哮喘从三态辨治经验.环球中医药,2010,3(4):290~292]

(5)谭曼虹验方

药物组成:炙麻黄10g,杏仁10g,桑白皮15g,款冬花10g,苏子15g,五味子10g,瓜蒌15g,半夏12g,黄芩12g,虎耳草15g,赤芍15g,丹参20g,防风15g,白术15g,黄芪20g,甘草10g。

功效：祛瘀化痰，宣肺降气。

主治：支气管哮喘痰瘀互结证。

加减：寒哮者，去黄芩、桑皮，加桂枝10g、细辛3g；属热哮者，加生石膏30g；由对荤腥性食物引起过敏者，加服保和丸；痰湿内盛者，加白芥子10g、猪牙皂3g；气虚自汗出者，加人参10g；阴虚者，去麻黄，加沙参30g，麦冬15g。

［谭曼虹，等．中西医结合治疗支气管哮喘42例临床观察．中医药导报，2007，13(9)：27～28］

大医有话说

现代病理学研究表明，哮喘的气道反应性炎症往往表现为气道黏膜的水肿、增生、充血，微循环障碍等病理状态，活血化瘀药物可改善其血循环，增加血供、氧供，消除支气管黏膜水肿，减少阻塞，并抗血小板聚集，有利于气道炎症的缓解。水蛭能阻止凝血酶对纤维蛋白酶原的作用，阻碍血液凝固并有组胺样物质，可扩张毛细血管而增加出血，其醇提取物能抑制血液的凝固，为治血瘀证之专药。地龙入肺既善启上焦而宣降肺气，清泄肺热，入血分宣通肺络而止咳喘，现代研究证实地龙含有蚯蚓解热碱、蚯蚓素、蚓激酶和多种氨基酸等成分，具能明显舒张支气管作用，对抗组胺所致支气管收缩有良好解热平喘作用。全蝎、川芎活血通络，祛风解痉，咳喘发作剧烈时加之，咳喘即见缓解。海蛤壳清肺经痰热，消化稠黏痰结。当归含有藁苯内酯和阿魏酸等成分，有抗炎、平喘、抑制肺纤维化等多种生理活性。桃仁含杏仁苷、苦杏仁酶和挥发油等，具有镇咳平喘、抗炎、抗菌和抗过敏作用。

大医之法三：扶正补虚方

搜索

(1)谭叶林验方

药物组成：炙麻黄、炙甘草各6g，苦杏仁、熟地、山茱萸、牡丹皮、茯苓、五味子、柴胡各10g，山药30g，桑白皮15g，葶苈子、苏子、白芥子(包煎)各12g，细辛5g。

功效：清宣肺气，补肾纳气平喘。

主治：支气管哮喘急性发作肾虚证。

加减：发绀明显、胸闷者，加全瓜蒌；腹胀、纳呆、便秘者，加用生大黄 5g（后下）。

［谭叶林．中西医结合治疗支气管哮喘急性发作 50 例临床观察．齐齐哈尔医学院学报，2010，31(11)：1734］

(2)周春芳验方

药物组成：党参、黄芪各 15g，陈皮、半夏、茯苓各 10g，麻黄 6g，川贝、紫菀、杏仁、地龙各 10g，丹参 12g，甘草 5g。

功效：益气平喘，化痰祛瘀。

主治：支气管哮喘正虚肺阻证。

加减：兼有发热者，加柴胡、鱼腥草各 10g；便秘，加火麻仁 10g；喉中有痰鸣音，加射干 10g；脘腹胀闷纳差，加白术 10g；痰黄黏稠，加黄芩、桔梗、瓜蒌皮、天竺黄各 10g；活动后气喘气急，加紫河车 6g、胡桃仁 10g。

［周春芳，等．益气平喘法治疗支气管哮喘 30 例．辽宁中医杂志，2006，33(6)：705］

(3)刘自力验方

药物组成：党参 15g，黄芪 30g，白术 12g，柴胡 12g，升麻 6g，防风 15g，陈皮 10g，当归 10g，炙甘草 10g。

功效：健脾化痰，培土生金。

主治：支气管哮喘缓解期脾虚痰湿证。

［刘自力，等．培土生金法治疗支气管哮喘(缓解期)35 例临床观察. 中医药导报，2006，12(1)：37～38］

(4)王志英验方

药物组成：生黄芪、紫河车、僵蚕、桑白皮、法半夏、地龙。

功效：补益肺肾，蠲饮涤痰。

主治：支气管哮喘缓解期肺肾两虚，痰饮内伏。

［王志英，等．中药哮宁颗粒治疗支气管哮喘缓解期的研究．辽宁中医杂志，2008，35(5)：674～676］

(5)王翠真验方

药物组成：补骨脂、淫羊藿、巴戟天、熟地、山萸肉、菟丝子、白术各30g，黄芪、当归各60g，五味子、附片各15g，法半夏、胆南星各20g，胎盘1具。按比例研粉，制成水丸，每日早、晚各服9g，于喘止后服药3个月为1个疗程。间隔1个月，重复第2个疗程，连续服药3年。

功效：补肾温阳，培补先天。

主治：支气管哮喘缓解期气虚证。

［王翠真．补肾防哮丸治疗支气管哮喘缓解期36例．中国民间疗法，2004，12(11)：44］

(6)胡晓峰验方

药物组成：紫石英、鹅管石、南沙参、北沙参、炙黄芪、炙紫菀、炙冬花、熟地黄、甜苁蓉、广陈皮、炙甘草。

功效：补益肺肾，固本强卫。

主治：支气管哮喘肺肾不足证。

［胡晓峰．石英参芪汤治疗支气管哮喘62例．实用中医内科杂志，2004，18(5)：438］

大医有话说

支气管哮喘除有标实症状外，多有脏腑气血不足的症状，累及脏腑肺、脾、肾，多为阴盛阳虚，痰饮伏肺而引起，以阳虚为本，痰瘀为标。肺气壅遏不宣，清肃失常而致咳嗽，脾虚生湿，聚为痰浊，浊痰渍于肺则咳嗽。从五行来说，脾胃属土，肺属金，二者是母子相生关系。脾处中焦，为气机升降的枢纽；若脾虚，气之升降失司，自然也会引起肺失宣降；脾之运化水湿赖肺气宣降的协助，而肺之宣降靠脾之运化以资助。如果脾虚失其健运，水湿不化，聚湿生痰而为饮、为肿，影响及肺，则肺失宣降而哮喘。故有“脾为生痰之源，肺为储痰之器”之说。肾为先天之本，五脏之根，肾气不足，气不摄纳，肺气下降，阴阳不相顺接，则发为哮喘，肾阳虚，水失蒸化，上泛为痰，复发诱因也能发为哮喘。所以《丹溪心法》云：“凡久喘之症，未发宜扶正为主，已发以攻邪为主”，即提出了本病的治疗原则。现代医学认为，预防哮喘发作，应提高肾上腺皮质功能，调整机体免疫状态，增强应激能力，防止变态反应的发生。

黄芪、党参有提高免疫力的功能，增强抵抗力。人参、紫河车、山茱萸能大补真元之气，纳气平喘，此三药皆能提高机体免疫功能，促进造血机能，有抗疲劳、抗缺氧、抗衰老、保肝、抗菌、抗病毒等作用。

大医之法四：祛风方

搜索

(1)孙继铭验方

药物组成：天麻、僵蚕、蝉蜕、地龙、丹皮、赤芍各10～12g，钩藤（后下）、白芍、丹参各20～30g，蜈蚣2～3条，珍珠母（先煎）30g，制南星6～8g，生甘草10～15g。

功效：平肝熄风，解痉平喘。

主治：支气管哮喘气道痉挛。

加减：痰多色白、舌苔白腻者，加姜半夏、陈皮各8～10g，川贝粉（冲服）6～8g；痰黄黏稠、舌苔黄腻者，加全瓜蒌20～30g，黄芩、桑白皮各12～15g；无痰或痰少而黏者，去制南星，加炙鳖甲15～20g、生地25～30g。

［孙继铭．从内风论治支气管哮喘90例分析．实用中医内科杂志，2003，17(5)：414］

(2)闫兆君验方

药物组成：牛膝12g，代赭石6g，生龙骨9g，生牡蛎9g，龟板3g，白芍15g，玄参12g，麦冬12g，茵陈9g，川楝子3g，生麦芽9g，甘草3g。

功效：降逆平肝，宣肺祛痰。

主治：支气管哮喘急性发作肝郁气滞痰蕴证。

［闫兆君，等．镇肝熄风汤治疗小儿哮喘．中国中医急症，2001，3：168］

(3)张伟验方

药物组成：地龙、僵蚕、莪术、细辛。

功效：平肝熄风。

主治：小儿哮喘肺虚肝旺证。

用法：上药制成熄风缓哮雾化吸入液，0.3ml/(kg·d)，分2次雾化吸入,7天为1个疗程。

加减:热哮者同时口服清肺口服液(桑白皮、车前子、葶苈子、厚朴、黄芩、半夏、贝母、桔梗)。小于5岁,每次1支,日2次口服;大于5岁,每次2支,日2次口服;寒哮者同时口服温肺口服液(麻黄、桂枝、干姜、细辛、荜茇),小于5岁,每次1支,日2次口服;大于5岁,每次2支,日2次口服。

[张伟．熄风缓哮法治疗小儿支气管哮喘临床研究．中医药学报,2004,32(4):12～13]

(4)白伟验方

药物组成:全蝎、地龙、白僵蚕、蝉蜕各12g,地肤子、蛇床子、炙苏子、苦参、旋复花(布包)、炙麻黄各12g,鱼腥草、三叶青各30g,炙款冬花、炒党参、炒白术各15g,炙甘草6g。

功效:祛风解痉,化痰平喘。

主治:支气管哮喘急性发作去痰阻气逆证。

加减:若兼夹风寒表证者,加苏叶、荆芥、防风各12g;属风热者,加金银花、连翘、黄芩各12g;肺肾阴亏者,加玉竹、黄精各30g。

大医有话说

《活幼口议》:"风者,肝主之,肝稍不和,则风有所纵……其风痰致病,或作齁,或作喘息……临于肺则咳嗽。"哮喘发作时突出的主证是哮、喘、咳,虽发于肺,而非独肺也,此外还与肝密切相关,与风息息相连。其发作时气道痉挛的内在特征,可归属于中医学之"风"范畴。虽没有四肢抽搐、角弓反张等外在动风表现,但其起病骤然、发无定时的症状特点,符合"善行、数变"的风邪特征。肝郁气滞,肝阳化风;或肝肾阴虚,虚风内生;或因外风引动,均可致风动而气道拘挛。或伴有宿痰内伏,或因气道不畅,肺失宣肃,水道失于通调而痰浊内生,风痰交阻,风动痰壅,气道挛急滞塞,遂发本病。病机关键在于风,因风而气道拘挛,因风而痰生,因风而痰阻。治疗时可考虑加入全蝎、地龙、僵蚕、蝉蜕增强抗敏解痉、除风平喘作用。《雷公炮炙药性解》云:全蝎,辛,平,有毒,归肝经。功专熄风解痉,攻毒散结,通络止痛。现代药理研究显示蝎毒中含有较复杂的毒性蛋白和非毒性蛋白,系一种类似蛇神经毒的蛋白质,能对肾上腺素能神经产生作用。白僵蚕所含蛋白质有刺激肾上腺皮质作用,二者合用产生协同作用,使血浆中的肾上腺素和去甲肾上腺素水平均显著升高，而体内肾上腺素水平的提高，对迅速缓解哮喘十分重要，这些促肾上腺素样的效应是蝎毒中存在的5-羟色胺引起的间接作用。地龙、蝉蜕性寒降泄，入肺平喘祛痰，并具抗敏作用。现代药理证明，地龙含有较丰富的次黄嘌呤，从中可分离出止喘有效成分琥珀酸。琥珀酸有解痉祛痰作用，患者服后痰液稀释而易咳出，可运用于各种过敏性哮喘、支气管喘息，以及不适和用麻黄素、氨茶碱的患者。蝉蜕内含有大量甲壳质、氮、灰分等，具有明显的抗惊厥、解热、镇痛与抗过敏作用，对红细胞膜有一定的保护作用，从而改善红细胞的带氧功能。

大医之法五：外治疗法方

搜索

(1)白丽君验方

药物组成及用法：用姜汁将定喘膏（由白芥子、细辛、桂枝、延胡索各等份组成）药末，调成干糊状药膏备用（姜汁用量以此为度），治疗时取调制好的药膏约5g，置于4cm×6cm纱布中心部位，6块贴膏分别贴在患者双侧心俞、肺俞、膈俞穴上，用胶布固定。每年从小暑开始，每7～10天贴1次，根据患者的耐受程度，每次贴4～8小时。3次为1个疗程，每年可贴2～3个疗程，此后1年内不再给予其他治疗。

功效：祛痰利气，散寒逐饮。

主治：支气管哮喘缓解期阳虚痰阻证。

[白丽君．中药定喘膏穴位贴敷治疗支气管哮喘缓解期48例．中医药临床杂志，2005，17(4)：381～382]

(2)邵功利验方

药物组成及用法：取双侧定喘、肺俞、膏肓及膻中穴，用伏九贴敷药膏（元胡、甘遂、细辛、白芥子等）按一定比例研成细末。用生姜汁调成糊状，置于3cm×4cm大小纱布上，中间点少许麝香），每贴含生药1.5g，于每年的三伏、三九天使用，从夏季入伏日起，每10天贴1次，计3次；冬季从入九日起，每9天贴1次，计3次。每次贴0.5～2小时，连续贴3年为1个疗程。

功效：调节阴阳，行气散结。

主治：儿童哮喘缓解期。

[邵功利．中药穴位贴敷治疗儿童哮喘的临床及免疫机制研究．中医药学刊,2005,23(9):1719～1721]

(3)马佰录验方

药物组成及用法:党参2份,黄芪2份,五味子1份,百部1份,白芥子2份,细辛1份,甘遂1份,共研细为末,过筛;用鲜姜汁混匀后制成直径2.5cm,厚0.5cm的小圆饼(儿童使用药饼直径为1.5cm,厚0.5cm)。主穴取肺俞(双)、心俞(双)、肾俞(双)、膻中、命门,配穴取天突、丰隆(双)、足三里(双),治疗于每年夏季(三伏天)进行,每10天1次,连贴3次,可连续3年。贴敷6～8小时后取下药饼。

功效:温阳益气,平喘纳气。

主治:支气管哮喘反复发作者。

加减:一般均取主穴,若痰多加丰隆,脾气虚加足三里。

[马佰录．穴位贴药治疗哮喘临床疗效观察．中国中医急症,2002,3:267～268]

大医有话说

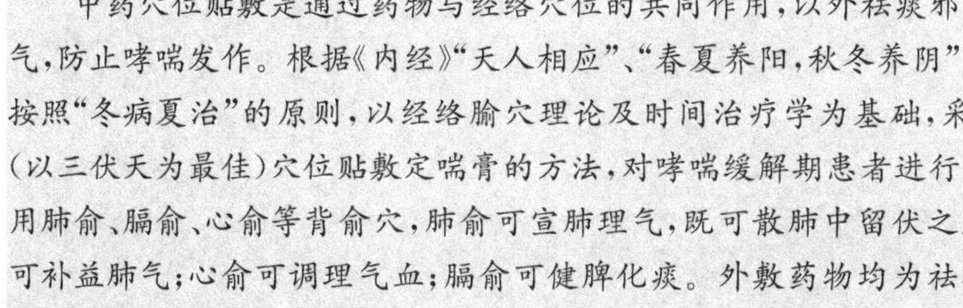

中药穴位贴敷是通过药物与经络穴位的共同作用,以外祛痰邪、内扶正气,防止哮喘发作。根据《内经》"天人相应"、"春夏养阳,秋冬养阴"的理论,按照"冬病夏治"的原则,以经络腧穴理论及时间治疗学为基础,采用夏季(以三伏天为最佳)穴位贴敷定喘膏的方法,对哮喘缓解期患者进行防治,采用肺俞、膈俞、心俞等背俞穴,肺俞可宣肺理气,既可散肺中留伏之寒邪,又可补益肺气;心俞可调理气血;膈俞可健脾化痰。外敷药物均为祛痰利气、散寒逐饮之品,如白芥子辛温,利气豁痰,温中散寒,入肺经,利膈宽胸而化痰饮;细辛祛风散寒,温肺化饮;延胡索行气活血,使气行而水行;桂枝温经通阳,以鲜姜为引,使诸药之性透过皮肤渗入脉络发挥作用。而防治时间选在夏季天气最炎热的时候,此时人体阳气最旺盛,气血充盈,经脉之气流畅,人体阳气得天阳相助,有助于辛温、通经、逐瘀之药与经络共同作用。同时炎夏人体腠理开泄,穴位敏感,外敷药物易由皮肤进入穴位,通过经络气血的运行,到达相关脏腑,激发阳气,提高机体免疫力,达到"治病求本"的目的。

第11章 警惕！肺结核并未离我们远去

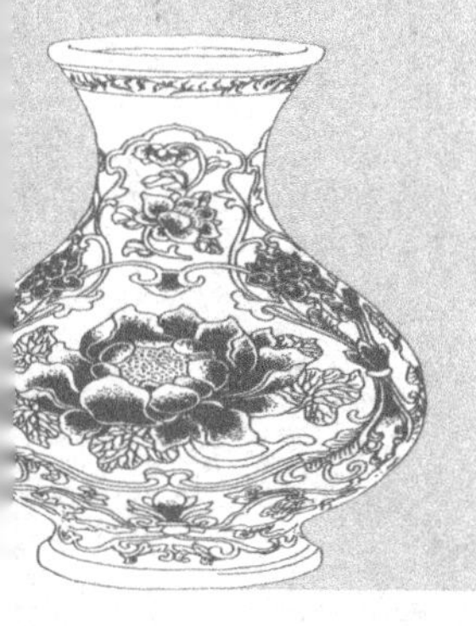

肺结核是由结核杆菌引起的呼吸系统慢性传染病。社会传染源是排菌的结核病患者，人体感染结核菌后不一定发病，仅在机体抵抗力降低或细胞介导的变态反应增高时发病。除少数起病急骤外，临床上多呈慢性过程，表现为乏力、消瘦、午后低热、夜间盗汗等全身症状与咳嗽、咯血等呼吸系统表现。20世纪50年代以来，我国结核病的流行趋势虽有下降，但由于人口众多，医疗卫生事业发展不平衡，有些地区结核病仍然是危害人们健康的主要疾病之一。据统计，我国现有肺结核患者600余万人，其中具有严重传染性的150余万人，每年因结核病造成死亡的人数约25万人，结核病严重阻碍我国经济和社会的发展。本病在中医学属于“肺痨”的范畴。

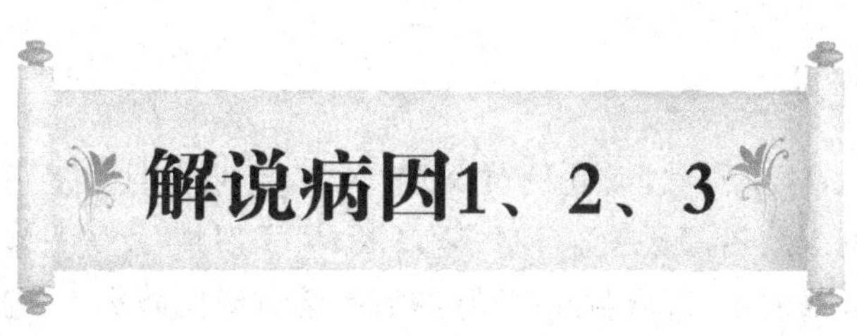

解说病因1、2、3

病因病机主要包括两方面：一为感染痨虫；二为正气虚弱。痨虫传染是发病不可缺少的外因，正虚是发病的基础，是痨虫入侵和引起发病的内因。

凡先天禀赋不足，后天嗜欲无节，七情内伤，如酒色过度，忧思劳倦，或大病久病后失于调治等，均可导致正气虚弱，"痨虫"乘虚伤人。病理性质以阴虚火旺为主。病情有轻重不同，病变发展阶段不同，涉及脏器不一。一般说来，初起肺体受损，肺阴亏耗，肺失濡润，可见肺阴亏损之证；继则肺肾同病，涉及心肝，而至阴虚火旺，或因肺脾同病，导致气阴两伤，后期肺脾肾三脏皆亏，阴损及阳，则见阴阳两虚（图 21）。

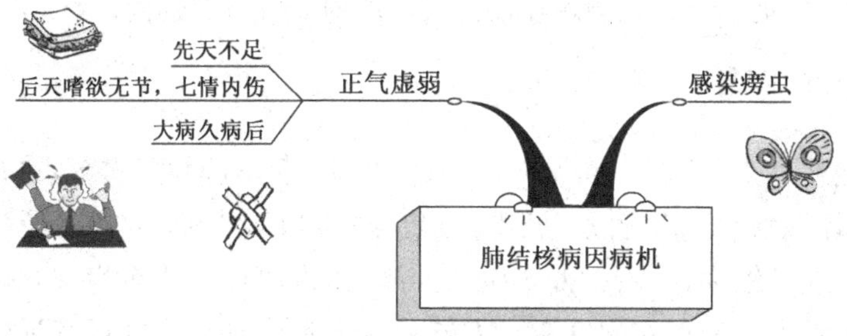

图 21 肺结核的病因病机

中医治病，先要辨证

1. 肺阴亏损证

干咳，咳声短促，痰中有时带血，如丝如点，色鲜红，午后手足心热，皮肤干灼，或有少量盗汗，口干咽燥，胸部隐痛。舌边尖红，脉细或细数。治宜滋阴润肺。方选月华丸加减。酌加玉竹、百合、羊乳等滋补肺阴;咳嗽甚者,加杏仁、瓜蒌皮;胸痛明显者,加郁金;咯血者,加仙鹤草、白茅根;骨蒸潮热者,加银柴胡、功劳叶、白薇。

2. 阴虚火旺证

咳呛气急,痰少质黏,或吐稠黄痰,量多,时时咯血且量多色鲜红,午后潮热,骨蒸,五心烦热,颧红,盗汗量多,口渴,男子遗精,女子月经不调,形体日瘦。舌质红绛而干,苔薄黄或剥,脉细数。治宜滋阴降火。方选百合固金丸合秦艽鳖甲散加减。咳痰黄量多者,加瓜蒌皮、鱼腥草、桑白皮;咳血不止,加丹皮、山栀、紫珠草、仙鹤草;伴胸痛,可加三七、血余炭、花蕊石、广郁金;盗汗甚者,可加乌梅、煅龙骨、煅牡蛎、麻黄根、浮小麦。

3. 气阴耗伤证

咳嗽无力,气短声低,痰中偶或夹血,血色淡红,午后潮热,热势一般不剧,面色㿠白,颧红,舌质嫩红、边有齿印,苔薄,脉细弱而数。治宜益气养阴。方选保真汤加减。咳嗽痰稀,可加紫菀、款冬、苏子等温润止嗽;挟有湿痰症状者,可配半夏、陈皮、茯苓;咳血可酌加阿胶、仙鹤草、三七;骨蒸、盗汗者,可加鳖甲、牡蛎、乌梅、银柴胡;脾虚甚者,加扁豆、苡仁、莲肉。

4. 阴阳两虚证

咳逆喘息少气,痰中或见夹血,血色暗淡,潮热,形寒,自汗,盗汗,声嘶失音,面浮肢肿,心慌,唇紫,肢冷,五更腹泻,口舌生糜,大肉尽脱,男子滑精、阳痿,女子经少、经闭。舌光质红少津,或舌淡体胖边有齿痕,脉微细而数或虚大无力。治宜滋阴补阳。方选补天大造丸加减。肾虚气逆喘息,加冬虫夏草、诃子、钟乳石;心慌,加紫石英、丹参镇心宁神;五更肾泻者,加煨肉豆蔻、补骨脂以补火暖土;身体大肉尽脱者,加阿胶、鹿角胶、猪脊髓(图22)。

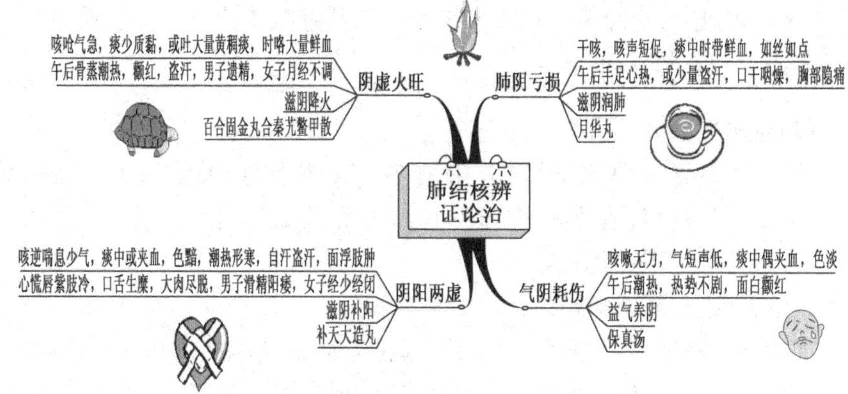

图 22　肺结核的辨证论治

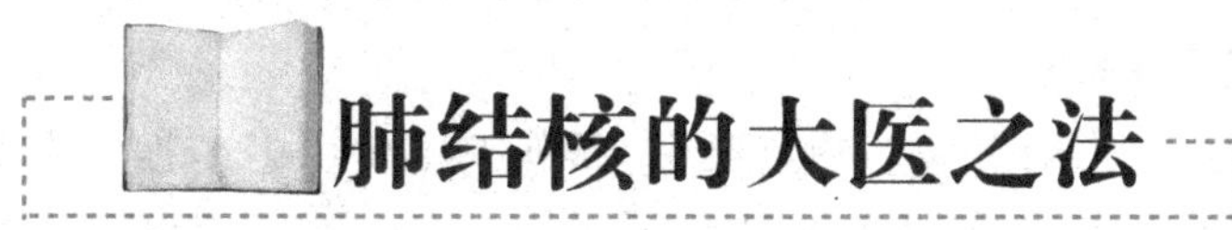

肺结核的大医之法

大医之法一：滋阴清热方

搜索

(1)苏志胜验方

药物组成：炙鳖甲 15g，石斛 12g，玄参 15g，青蒿 30g，地骨皮 15g，百部 15g，当归 12g，紫菀 12g，丹皮 12g，知母 12g，麦冬 15g，党参 30g，柴胡 12g，秦艽 12g，甘草 6g，生姜 3 片，大枣 3 枚。

功效：滋阴润肺，清热除蒸。

主治：肺结核骨蒸潮热。

加减：热势重者，加芦根 15g、淡竹叶 10g，或酌加天冬、生地、黄芩等；痰中带血者，加白及 15g、茅根 30g、藕节 30g；出汗多不止者，去生姜，加炙黄芪 30g、浮小麦 15g；中气不足、脾胃虚弱、纳呆不欲食或便溏者，酌加山药、白术、黄芪、茯苓，同时减少鳖甲、地骨皮的药量。若食欲尚好，大便正常或秘结者，鳖甲、地骨皮可酌加至 30g。

［苏志胜，等．除蒸汤治疗肺痨骨蒸潮热疗效观察．中国实验方剂学杂志，1998，4(5)：62～63］

(2)袁志兴验方

药物组成：党参、黄芪、炒白术、茯苓各 15g，炙甘草、天冬、麦冬、生地、熟地、柴胡、当归、白芍、地骨皮、知母各 10g，白及、炙百部各 15g。

功效：益气养阴，清虚热。

主治：肺结核阴虚肺燥证。

加减：咳嗽痰稀，加紫菀、款冬花、苏子温润止咳；咯血加阿胶、仙鹤草、三七益气摄血；骨蒸盗汗加鳖甲、牡蛎、乌梅、银柴胡，补阴配阳、清热除蒸。

［袁志兴．保真汤加减在肺结核抗结核治疗中的作用．现代中西医结合杂志，2001，10(21)：2019～2030］

(3)王爱华验方

药物组成：银柴胡 12g，胡黄连 6g，秦艽 10g，鳖甲 15g，地骨皮 10g，青蒿 10g，知母 10g，甘草 6g，牡丹皮 10g。

功效：养阴清热。

主治：肺结核长期发热。

加减：气短乏力者，加党参 20g、黄芪 15g；盗汗明显者，加乌梅 6g、浮小麦 30g；咳嗽频繁者，加百部 10g、款冬花 10g；咯血者，去牡丹皮，加阿胶 12g（烊化）、白及 10g。

［王爱华．清骨散加味治疗结核病长期发热 59 例．吉林中医药，2003，23(7)：28］

大医有话说

阴虚是肺痨的基本病机之一，多因体质虚弱或精气耗损，"痨虫"伤肺，肺津液不足，而成阴虚肺痨病。临床以骨蒸潮热、午后颧红、舌红少苔、脉沉细数为辨证要点，治宜养阴清肺，增液生津。用鳖甲、当归、麦冬等养阴补血；地骨皮、丹皮、青蒿凉血除蒸；玄参、知母清热降火。可配合使用百部、紫菀、白及等清肺润燥、祛痰止咳。现代药理研究证实白及、百部对结核杆菌有明显抑制作用。众多药物合用，可调节神经、拮抗乙酰胆碱和组胺、增强机体免疫功能、调节内分泌、平衡人体内环境。

大医之法二：滋阴润肺止血方

搜索

(1)宋龙英验方

药物组成：冬桑叶、生石膏、胡麻仁、枇杷叶各10g，沙参、杏仁各15g，麦冬、阿胶各12g，甘草5g。

功效：滋阴润肺，宁络止血。

主治：肺结核阴虚肺燥出血。

加减：肺热炽盛型，加大青叶、赤芍、丹皮各10g，生地、侧柏叶各12g，板蓝根、白及各15g；肝火灼肺型，加桑白皮、地骨皮各12g，栀子、茜草、石决明各10g，白及15g；阴虚肺燥型，去石膏、桑叶，加白及、青蒿各12g，鳖甲、生地、丹皮各10g，赤芍6g，白茅根15g；气血亏虚型，去石膏、桑叶，加仙鹤草、黄芪各12g，茯苓10g，大枣5枚，白及15g。

[宋龙英，等．仿清燥救肺汤治疗肺痨咯血临床观察．湖北中医杂志，2000，22(3)：25]

(2)徐海洪验方

药物组成：沙参20g，麦冬15g，百合10g，百部10g，白及10g，紫菀10g，款冬花10g，甘草5g，丹皮10g，乌梅10g，三七10g，黄芩10g，杜仲10g。

功效：滋阴润肺，凉血止血。

主治：肺结核血热咯血。

[徐海洪．润肺止血方治疗顽固性咯血．中华中西医学杂志，2003，1(10)：62]

(3)薛红验方

药物组成：黄芪、生地、龙骨、牡蛎、代赭石、丹参各20g，炒黄芩、百部、川贝、阿胶各10g，白茅根、鱼腥草各30g，白及15g，砂仁、内金各6g。

功效：益气养阴，祛瘀止血。

主治：肺结核咯血。

[薛红．中西医结合治疗肺结核并咯血19例．社区医学杂志，2006，4(8)：57～58]

(4)王敬琪验方

药物组成：生白芍20g，枳壳10g，桔梗10g，麦冬15g、贝母10g，枇杷叶15g，杏仁10g，知母10g，藕节15g，茅根15g，紫菀15g，阿胶珠15(单包烊化服)。

功效：滋阴润肺，镇咳止血。

主治：肺结核阴虚出血证。

[王敬琪，等．关蓬阁老中医治疗结核病的经验总结．中西医讯，1996，(24)：21～23]

大医有话说

肺结核咯血可由肺痨宿疾郁怒劳累而诱发，或素体虚弱，外感邪毒燥邪损伤肺络致肺阴亏损，气火逆乱，血不循经，络伤血溢。因热而妄行的出血，阳络伤则血溢，治宜清痰热、养肺阴并重而达凉血止血。清痰热药如黄芩、鱼腥草、瓜蒌，养肺阴药沙参、白及、麦冬、白茅根等。可酌配肃肺气之品川贝母、枇杷叶、百部、紫菀、冬花、侧柏叶等。川贝母苦甘凉，肃降化痰，润肺止咳止血。《本草求真》谓："贝母于心肺燥郁，痰实壅盛，及虚劳烦热，肺痿肺痈，喉痹，咯血吐血……服之卒能有效。"枇杷叶苦为肃降肺气之良药。《本草纲目》云："枇杷叶治肺胃之病，大多取其下气之功耳。"《本草经疏》云："善下气，气下则火不升。"且川贝、紫菀、冬花、甘草能润肺止咳，咳嗽可诱发或加重咯血。《寿世保元》谓："咳血即渗入喉，愈渗愈咳、愈咳愈渗，故止血须重视润肺止咳，但不可使用西药镇咳，以防窒息。"

大医之法三：补脾益肺方

搜索

(1)尹德军验方

药物组成：苏条参、山药、薏苡仁、白术、茯苓、砂仁、莲米、甘草、大枣。

功效：益气健脾，培土生金。

主治：肺结核中后期肺脾两虚。

［尹德军．培土生金汤治疗重型肺结核42例．云南中医中药杂志，1997，18(6)：6～7］

(2)涂钟馨验方

药物组成：山药600g，当归、桂枝、神曲、生地、扁豆各200g，炙甘草560g，太子参、阿胶各140g，川芎、白芍、白术、麦冬、杏仁、防风各120g，柴胡、桔梗、茯苓各100g，干姜60g，白蔹40g，百部400g，黄芩200g，共为细末，大枣200枚去核为膏，炼蜜为丸。

功效：补气益血，健脾益肺。

主治：肺结核气血亏虚，脾胃虚弱证。

［涂钟馨．薯蓣丸加味治慢性虚证．新中医，1994，26(4)：62～63］

(3)王敬琪验方

药物组成：砂仁15g，莲肉25g，薏苡仁20g，紫菀15g，麦冬15g，白芍20g，玄参25g，白术25g，陈皮20g，马兜铃20g，山药75g，人参10g，沙参30g，五味子15g，川贝20g，白及9g，款冬花20g，百合10g，炼蜜为丸，每次10g，日3次。

功效：滋阴健脾补肺，壮土固金。

主治：肺结核肺脾两虚证。

［王敬琪，等．关蓬阁老中医治疗结核病的经验总结．中西医讯，1996，(24)：21～23］

大医有话说

脾胃为后天之本，能化生气血精微上输以养肺。脾土为肺金之母，痨虫伤肺，肺阴受损，子盗母气，以致脾虚不足，脾虚不能把水谷化生为精微以养肺，而致肺更虚。久之肺脾两伤，气阴亏损，临床可见消瘦、纳差、便溏、泄泻，甚则乏力，少气懒言、耳鸣、心悸、自汗、脉弱等病症。正虚邪盛则机体抗病力下降，诸病皆起且经久不愈。治疗时当注重健脾培土，使脾胃健运，气血充盛，提高机体免疫力，调动机体抗病力，从而“正足邪自去”。同时随证加减，应用时每每顾护脾胃，使之补而不燥，滋而不腻，促进病灶吸收和康复。

大医之法四：补肾益肺方

搜索

(1)孙丽霞验方

药物组成：冬虫夏草、紫河车、沙参、麦冬、生地、天葵子、炙百部、川贝、杏仁、茯苓、参三七、白及各30g。共研为末，装入胶囊，每丸约0.5g，每日3次，每次4丸，2个月为1疗程，连用3个疗程。

功效：益肾填精，补肺杀虫。

主治：肺结核肺肾两虚证。

加减：骨蒸潮热，加青蒿、银柴胡、知母、鳖甲；久咳，加前胡、牛蒡子、枇杷叶；咯血，加仙鹤草、藕节、阿胶。均水煎送服上丸。

[孙丽霞，等．中西医结合治疗浸润型肺结核伴空洞31例疗效观察．江苏中医，1997，118(6)：14～15]

(2)赵孟碧验方

药物组成：百合、生地、熟地、玄参、川贝、桔梗、麦冬、白芍、当归、甘草、山楂(炒焦)、神曲、大蓟、黄芩、侧柏叶、大黄。

功效：肺肾双补，清虚热。

主治：肺结核肺肾两虚证。

[赵孟碧．百合固金汤治疗肺结核48例．实用中医内科杂志，2002，16(3)：141]

(3)王敬琪验方

药物组成：沙参15g，贝母10g，白及10g，天冬、麦冬各10g，阿胶10g，青蒿10g，五味子5g，山药20g，龟板25g，鳖甲25g，生牡蛎25g，知母10g，冬虫夏草10g。

功效：补肺益肾。

主治：肺结核肺肾两虚证。

[王敬琪，等．关蓬阁老中医治疗结核病的经验总结．中西医讯，1996，(24)：21～23]

大医有话说

肺为金，肾为水，肺肾相生，肾为肺子，肺虚肾失滋生之源或肾虚相火灼金，上耗母气，可致“肺肾两虚”。《古今医统·痨瘵门》：“凡是平素保养真元，爱惜精血，瘵不可得而传，惟夫纵欲多淫，苦不自觉，精血内耗，邪气外乘。”肺痨经久不愈，长期带菌易染旁人，皆因虚不敌邪。虚者主乎阴，肺阴不足，则相火妄动，滋阴降火是改善内环境的重要手段。

治疗重用甘寒一类的药物，肺肾双补，使真阴受益，虚火自平，因虚火而造成的症状也就自然消失。现代药理研究表明：冬虫夏草及紫河车含有丰富的蛋白质、钙质、维生素等，对短期内空洞修复、结核患者久病体虚有良好的营养作用。

大医之法五：扶正抑菌方

搜索

(1)李伯棠验方

药物组成：蜂蛹、猫爪草、黄芪、百部、冬虫夏草、苦参等。药物粉碎、研细，装入0号胶囊，每粒含生药0.4g，口服1日3次，每次3粒。

功效：益气扶正杀菌。

主治：肺结核带菌，正气不足证。

[李伯棠，等．金盾胶囊治疗难治性肺结核133例临床观察．浙江中医杂志，1999，34(4)：179]

(2)王敬琪验方

药物组成：百部20g，生地25g，沙参40g，天冬、麦冬各15g，百合15g，冬花10g，贝母10g，牡蛎15g，鳖甲20g，知母15g，胎盘粉50g。上药共为细末，每药末500g，用乌鸡500g。先煮鸡浓汁取400g，和药为丸，重10g，晒干贮存，早、晚各服1丸。

功效：滋阴扶正，抑菌。

主治：肺结核带菌正虚者。

[王敬琪，等．关蓬阁老中医治疗结核病的经验总结．中西医讯，1996，(24)：21～23]

大医有话说

肺痨是传染病，治法应从"祛邪"入手。肺痨又是一个慢性病，久病多虚，或因原来体质虚弱，而招致结核，应适当给予扶正补虚，这是祖国医学辨证论治的治疗原则。扶正就是维护肺阴不足，祛邪就是祛除病邪之实，润肺有助杀虫，扶正以达祛邪，杀虫有助养肺，邪去则正安。诸药合用，润肺滋阴、补虚培元、抗痨杀虫，使病因去、虚得补。正如《医学正传》所说："治之之法，一则杀虫以绝其根本，一则补虚以复其真元。"

第12章 名方帮你清除胸腔积液

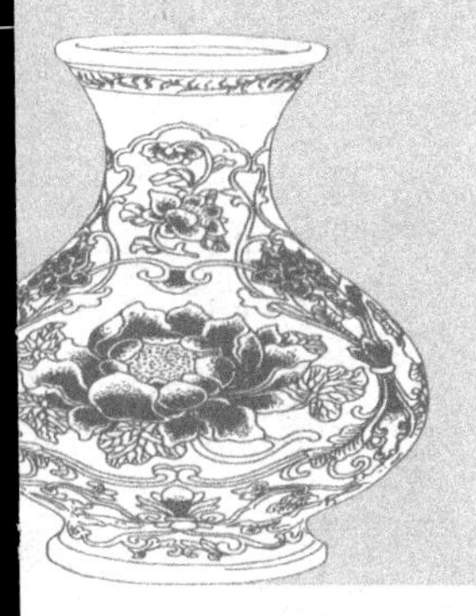

我们常说的胸腔积液，实际上是指胸膜腔积液。正常人胸膜腔内有3～15ml液体，在呼吸运动时起润滑作用，但胸膜腔中的积液量并非固定不变。即使是正常人，每24小时亦有500～1000ml的液体形成与吸收。胸膜腔内液体自毛细血管的静脉端再吸收，其余的液体由淋巴系统回收至血液，滤过与吸收处于动态平衡。若由于全身或局部病变破坏了此种动态平衡，致使胸膜腔内液体形成过快或吸收过缓，临床产生胸腔积液（简称胸液）。胸腔积液的形成最常见于结核性胸膜炎、恶性胸腔积液、炎症性胸膜炎等。它在祖国医学中属于“痰饮”范畴，是四饮之一“悬饮”。张仲景的《金匮要略·痰饮咳嗽病脉证并治》中描述：“饮后水流胁下，咳唾引痛，谓之悬饮。”

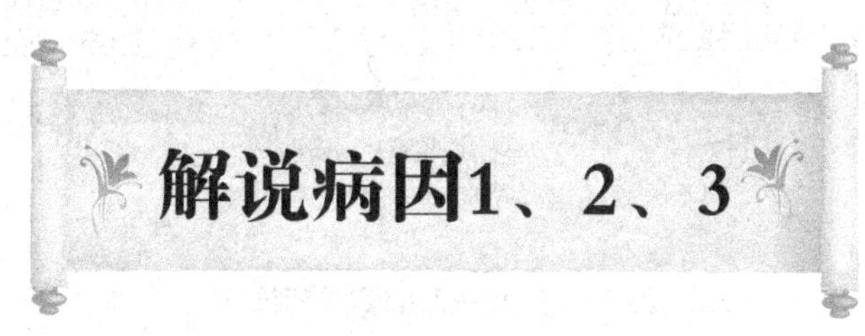

解说病因1、2、3

1. 外因

正气不足，寒邪袭肺，卫阳受损，肺气失宣，积湿成饮，留于胸胁，悬结不散。或寒郁化热，灼液成痰，闭阻胸胁，乃成此病。

2. 内因

一者为饮食不节，恣食生冷，暴饮过量之水，遏伤脾阳，湿聚为饮。如张仲景所云："夫病人饮水多，必暴喘满。"一者为劳倦伤脾或素体中虚，脾阳失运。水停为饮，结于胸胁。亦有日久化热蕴痰而成本病。

悬饮是体内水液代谢障碍形成的病理产物。人体水液运行有赖于肺气通调、脾气转输、肾气蒸化及三焦决渎等脏腑功能正常。凡外感时邪，内伤脾肺或久病肾虚，均可致三焦不利，气道闭塞，津液凝聚为饮。饮停胸胁，悬结不散，气机郁结，不通则痛；饮上迫于肺，肃降无权则咳嗽、气促；兼感外邪则恶寒发热；若饮郁化热，热邪留恋，久则伤阴，可以出现阴虚邪恋的证候。本病病位在肺。起因多因为素体虚弱，或原有慢性疾患，肺虚卫外不固，时邪侵袭所致。病理上脾不转输，肺失于宣降，通调水道，肾的气化失司，升清降浊失调，三焦不利，气道闭塞，水液代谢失常，停聚胸胁而成悬饮。其病机主要为邪犯胸肺，肺失宣降，通调失职，水液代谢失常，饮停于胸胁，因足厥阴肝经布于胸胁，肝经为时邪所扰，故疏泄失职，气机不利，络脉不和，以致饮阻气郁，气不行血，则痰瘀互结；气郁日久化火伤阴或耗损肺气，最后导致肺脾肾俱虚（图 23）。

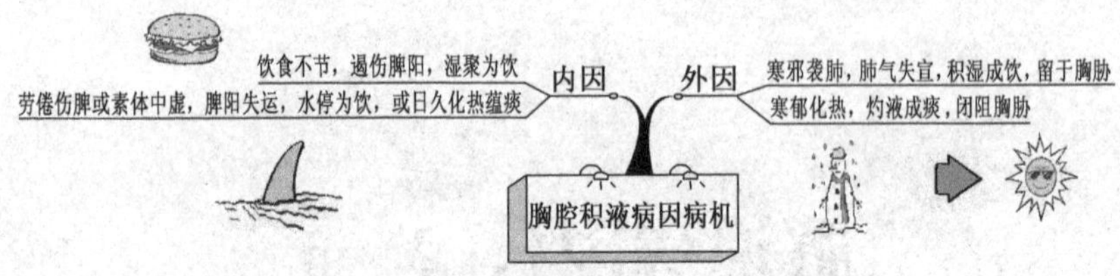

图 23　胸腔积液的病因病机

中医治病，先要辨证

1. 邪犯胸肺证

寒热往来，身热起伏，汗少或发热不恶寒，有汗身热不解，咳嗽少痰，气急，胸胁刺痛，呼吸转侧时疼痛加重，心下痞硬，干呕口苦，咽干，舌苔薄白或黄，脉弦数。治宜和解宣利。方选柴枳半夏汤加减。柴胡 15g，黄芩 10g，青蒿 15g，枳壳 10g，半夏 6g，桔梗 5g，全瓜蒌 15g，赤芍 10g。咳逆气急、胁痛，加白芥子、桑白皮；心下痞硬口苦干呕，加黄连；高热汗出不解、咳嗽气粗，去柴胡，合入麻杏石甘汤。

2. 饮停胸胁证

咳嗽，胸胁胀闷，咳唾引痛，呼吸困难，甚则咳逆气喘息促不能平卧，或仅能偏卧于停饮一侧，病侧肋间胀满，甚则偏侧胸廓隆起，舌苔薄白腻，脉沉弦或弦滑。治宜逐水祛饮。方选十枣汤、控涎丹或椒目瓜蒌汤加减。椒目 9g，瓜蒌 15g，桑白皮 10g，苏子 5g，茯苓 12g，生姜皮 3g，陈皮 10g，半夏 10g，白蒺藜 10g，冬瓜皮 30g。痰浊偏盛、胸部满闷、苔浊腻，加薤白、杏仁；水饮久停、胸胁支满体弱食少，加桂枝、白术、茯苓、甘草等；络气不和者，加香附、桃仁、陈皮、苏子。

附注：十枣汤、控涎丹均为攻逐水饮之剂。前方力峻，体实证实，积饮量多者用之。后方力较缓，反应较轻。剂量均宜小量递增，连服 3～5 日，必要时停二三日再服。如呕吐、腹痛、腹泻过剧，应减量或停服，同时服椒目瓜蒌汤以泻肺祛饮、降气化痰。

3. 络气不和证

胸胁疼痛，胸闷不舒，胸痛如灼，或感刺痛，呼吸不畅，或有闷咳，甚或迁延日久不已，天阴时更为明显，舌苔薄质黯，脉弦。治宜理气和络。方选香附旋复花汤加减。香附 10g，旋复花 6g(包)，苏子 10g，降香 3g，郁金 10g，柴胡 5g，枳壳 5g，半夏 6g，陈皮 6g。痰气郁阻、胸闷苔腻，加瓜蒌、枳壳；久痛不已、痛势如刺，加桃仁、红花、当归、赤芍、乳香、没药；水饮不净，加通草、冬瓜皮、路路通等。

4. 阴虚内热证

呛咳时作，咳吐少量黏痰，口干咽燥，或午后潮热，颧红，心烦，手足心热，盗汗或伴胸胁闷痛，病久不复，形体消瘦，舌质偏红，少苔，脉小数。治宜滋阴清热。方选沙参麦冬汤、泻白散加减。沙参 12g，玉竹 15g，麦冬 10g，桑白皮10g，地骨皮 10g，花粉 15g，白芍 10g，橘络 3g，川贝 5g，银柴胡 6g。潮热，加鳖甲、功劳叶；咳嗽，加百部、川贝；胸胁闷痛，加瓜蒌皮、枳壳、郁金；兼气虚、神疲、气短、易汗、面色黄白者，加太子参、黄芪、五味子(图 24)。

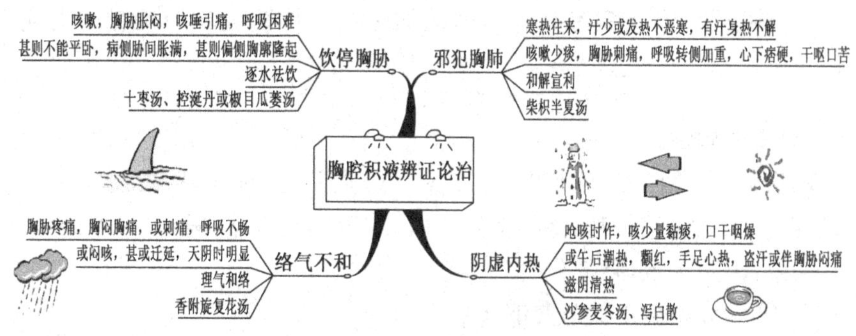

图 24 胸腔积液的辨证论治

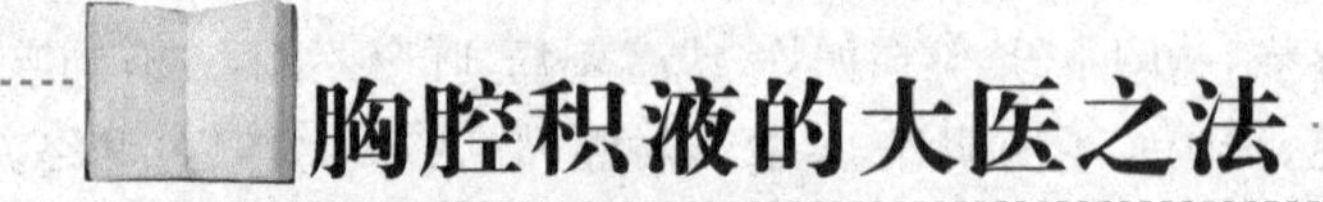

胸腔积液的大医之法

大医之法一:逐水祛饮方

搜索

(1)陈衍智验方

药物组成:葶苈子30g,大枣10枚,桑白皮20g,茯苓10g,泽泻10g,白术12g,车前子30g,猪苓15g,薏苡仁30g,丹参30g,桃仁10g,红花10g,枳壳10g,甘草6g。

功效:泻肺行水,下气平喘。

主治:悬饮咳喘实证。

[陈衍智,等. 葶苈大枣泻肺汤加味在恶性胸腔积液治疗中的应用. 中医药临床杂志,2006,18(1):145]

(2)朱娴如验方

药物组成:桑白皮、瓜蒌皮、丹参各15g,炙葶苈、车前草、马鞭草各30g,苏子、白芥子、法半夏、刺蒺藜、泽兰、川椒目、茯苓各12g,橘红9g,水蛭6g。

功效:泻肺逐饮,降气化痰。

主治:胸腔积液水饮阻气郁证。

加减:脾肺气虚者,加白术、陈皮、砂仁;肺肾阴虚者,加南北沙参、百合、山萸肉、炙鳖甲、麦冬、补骨脂;痰阻血瘀者,加三棱、炮山甲;热毒偏盛者,加黄芩、鱼腥草;咳甚者,加前胡、桔梗;咳痰血者,加仙鹤草、藕节炭、血余炭;胸痛者,加延胡索、川楝子。

[朱娴如. 椒目瓜蒌汤治恶性胸腔积液34例. 浙江中医杂志,2000,35(6):241]

(3)孙太振验方

药物组成：葶苈子、白术各15g，桑白皮、半夏、桂枝、白芥子各12g，大枣5枚，猪苓、茯苓、白花蛇舌草、半边莲各10g，车前草、薏苡仁各30g。

功效：泻肺逐饮，下气平喘。

主治：胸腔积液水饮内停实证。

加减：胸痛者，加郁金、延胡索、白芍、赤芍、丹参；气急甚者，加旋复花、苏子、五味子；低热者，加金银花、连翘、鱼腥草、败酱草、黄芩；咳血者，加仙鹤草、黛蛤散、白茅根、藕节炭、茜根炭等；咳痰黏稠者，酌加炙麻黄、竹沥、莱菔子。

[孙太振．中西医结合治疗恶性胸腔积液的临床观察．中华实用中西医杂志，2003，3(16)：1534～1535]

(4)陈东云验方

药物组成：葶苈子15g，桑白皮10g，桂枝10g，白芥子10g，白术15g，芦根15g，薏苡仁30g，白花蛇舌草20g，半枝莲20g，大枣10枚。

功效：逐水祛饮，解毒。

主治：胸腔积液水饮内停证。

加减：胸痛甚者，酌加郁金、僵蚕、元胡、白芍、丹参等，以活血行气、缓急止痛；气促甚者，酌加旋复花、瓜蒌皮、苏子、五味子，以宣肺降气平喘；发热者，酌加金银花、连翘、鱼腥草、黄芩，以清热解毒、消痈散结；咳痰带血或咯血者，酌加仙鹤草、白茅根、藕节炭、生地炭等，凉血止血；咳痰黏稠者，加莱菔子、橘红、浙贝母、淡竹沥，以化痰止咳。

[陈东云．中西医结合治疗恶性胸腔积液16例观察．中国基层医药，2002，9(1)：26～27]

(5)王晋秋验方

药物组成：葶苈子30g，半枝莲30g，白花蛇舌草30g，薏苡仁30g，龙葵30g，猫爪草30g，生牡蛎30g，生白术30g，生黄芪30g，太子参30g，茯苓30g，麻黄30g，桂枝10g，杏仁10g，桑白皮10g，炒苏子10g，白芥子10g，甘草6g，大枣10枚。

功效：泻肺利水，解毒抗癌。

主治：胸腔积液痰饮内停证。

[王晋秋,等. 中西医结合治疗恶性胸腔积液30例临床观察. 江苏中医药,2010,42(11):32～33]

(6)张军海验方

药物组成:椒目15g,瓜蒌25g,桑白皮20g,葶苈子15g,枳壳15g,半夏15g,茯苓40g,苏子15g,车前子30g,泽泻20g,杏仁10g,桂枝10g。

功效:逐水消饮,顺气降逆。

主治:胸腔积液水饮内停证。

[张军海. 中西医结合治疗悬饮体会. 河北中医,2008,30(1):63]

大医有话说

此类治法泻肺行水,下气平喘,只要是咳嗽喘息不得卧,胸胁胀满,痰涎壅塞,甚则一身面目浮肿,而病情属于实证者,皆能适用。葶苈子、桑白皮泻肺逐饮、下气平喘;白芥子搜剔停饮伏痰,善去皮里膜外之痰涎,逐胸腔之水饮;半夏、茯苓、猪苓、薏苡仁、白术,燥湿健脾、淡渗利水以去饮;车前草导水下行、通利小便。葶苈子始载于《神农本草经》,列为下品,为十字花科植物独行菜或播娘蒿的干燥成熟种子,味辛苦,性大寒,归肺、膀胱经,为泻肺平喘、利水消肿药。药理研究证明,葶苈子的主要有效成分对心血管系统具有明显的正性作用,可增强心肌收缩力,减慢心率,增加心排血量,改善血液循环,减轻肺水肿,通利积存在组织间隙的液体,增大胸膜与肺的吸收功能,有利于胸腔积液的吸收。葶苈苦寒,能开泄肺气,具有泄水逐痰之功,治实证有捷效。又恐其猛泄而伤正气,故佐以大枣之甘温安中而缓和药性,使泻不伤正,这与皂荚丸之用枣膏、十枣汤之用大枣同一意义。

大医之法二:温阳益气利水方

搜索

(1)任赞屹验方

药物组成:黄芪30g,党参10g,白术10g,茯苓30g,猪苓10g,桂枝10g,泽泻30g,葶苈子30g,白芥子30g,桑白皮30g,白花蛇舌草30g,半枝莲30g,

甘草6g。

功效:温化寒饮,利气行水。

主治:胸腔积液阳虚水停证。

[任赞屹. 中西医结合治疗恶性胸腔积液36例. 中医研究,2004,17(4):31]

(2)郭兴法验方

药物组成:肉桂、淡黄芩、桃仁、制香附各10g,车前子、冬葵子、生苡仁、炒苡仁各20g,生黄芪60g,鱼腥草、干芦根各30g,冬瓜仁、半枝莲、紫花地丁各15g。

功效:温补脾肾,通调水道,清热解毒利湿。

主治:胸腔积液属脾肾气虚,水饮停蓄。

[郭兴法. 加味桂车汤临床应用举隅. 浙江中医杂志,2010,45(9):680]

(3)龙鑫验方

药物组成:茯苓12g,桂枝9g,白术9g,甘草6g,厚朴9g,木瓜9g,大腹皮12g,干姜9g,制附子9g。

功效:温中健脾,化饮利水。

主治:恶性胸腔积液阳虚湿困证。

[龙鑫,等. 苓桂术甘汤加减并胸腔内灌注鸦胆子油乳剂治疗恶性胸腔积液48例疗效观察. 中华现代中医学杂志,2010,6(4):233~234]

(4)孙树枝验方

药物组成:附子(先煎)60g,制川乌(先煎)9g,制草乌(先煎)9g,干姜20g,桂枝20g,川椒目5g,泽泻20g,龙葵60g,海浮石30g,海藻15g,猫爪草60g,胆南星10g,丝瓜络6g,壁虎6g,肉桂2g,麝香适量。

功效:温阳化水,祛湿抑癌。

主治:恶性胸腔积液阳虚水停证。

加减:肺脾两虚、痰瘀互结,加茯苓30g、黄芪60g、白术20g;脾肾两虚、痰饮犯肺,加巴戟天12g、补骨脂10g、茯苓30g;阳虚湿困、饮停胸胁,加黄芪120g、猪苓15g。可配以艾灸疗法:施灸时先用细辛6g、生黄芪10g、龙葵

10g、肉桂 3g、川椒目 10g、桂枝 10g，研细末，取少许酒调，敷在要灸的穴位上，然后将艾条的一端点燃，对准应灸的腧穴部位，约距皮肤(酒调药末)2～3cm，进行熏烤。熏烤使患者局部有温热感而无灼痛为宜，一般每穴灸 10～20 分钟为度，然后在下一穴位上用酒调药末敷药，继续施灸，依次类推。治疗恶性胸腔积液施灸穴位为百会、大椎、肺俞、膏肓、肾俞、脾俞、中脘、神阙、关元、水分、水道、温溜、足三里，背部穴位和腹部穴位如上法每天交替施灸，但神阙穴每天必灸。

[孙树枝，等．艾灸疗法联合温阳重剂治疗恶性胸腔积液 35 例．中国中医急症，2010，19(10)：1810～1811]

大医有话说

《素问·至真要大论》病机十九条言“诸病水液，澄澈清冷，皆属于寒”，仲景谓“病痰饮者，当以温药和之”，某一部位或多个部位出现积液往往因为阳气明显不足所致，温阳化饮当贯穿饮证治疗的始末。饮为阴邪，通过温药之作用，使机体阴阳调和，水液代谢恢复正常，饮病才可治愈。温药之品一方面通过温阳益气，培土生金可以杜绝饮邪再生；另一方面可温阳化饮，通利小便，逐饮外出。此类治法多以苓桂术甘汤加减，方中白术甘苦性温，温中燥湿，益气健脾，补益中土以修其堤岸，崇土制水，则水无泛滥之虞。《本草通玄》谓：“白术，补脾胃之药，更无出其右者。土旺则能胜湿，故患痰饮者，肿满者，湿痹者，皆赖之也”；桂枝有补心火以暖脾土之用，以补助其被残之脾阳，且桂枝辛温可振心阳以退其群阴，如离照当空，则阴翳全消，而天日复明也；甘草补益中气，固守其中，合桂枝并能辛甘化阳，合白术则能培脾土之虚；方中茯苓虽以利水为主，但也能健脾益气。诸药相合，既能补脾气，又能温脾阳，具有温阳益气，培土制水之功，与痰饮病脾阳虚弱之证相符。脾阳得复，则脾运正常，自无津液停聚，更无痰饮生成，此即培土制水之道也。固《金匮要略心典》云：“苓桂术甘汤，温中燥湿，治痰饮之良剂，是即所谓温药也。”

大医之法三:健脾利水方

搜索

(1)刘绮验方

药物组成:黄芪 60g,党参 15g,白术 20g,苇茎 15g,猪苓 20g,莱菔子 15g,葶苈子 15g,陈皮 10g,姜半夏 12g,丹参 20g,桑白皮 15g,泽兰 30g,大枣 12g。

功效:健脾利水,理气活血。

主治:胸腔积液脾肾亏虚,饮停胸胁证。

[刘绮．中西医结合治疗恶性胸腔积液 16 例．广西中医药,2001,24(2):18～19]

(2)张蕾验方

药物组成:黄芪 50g,党参 30g,茯苓 20g,生白术 40g,薏苡仁 15g,白花蛇舌草 30g,鱼腥草 20g,半枝莲 20g,穿山甲 20g,广地龙 10g,鸡内金 10g,淮山药 20g。

功效:健脾和胃,培土生金。

主治:恶性胸腔积液脾胃虚弱证。

[张蕾,等．中药培土生金法配合化疗治疗老年恶性胸腔积液临床观察．中国当代医药,2009,16(23):102～103]

(3)张凤宇验方

药物组成:黄芪 20g,杏仁 15g,枇杷叶 10g,法半夏 9g,鱼腥草 10g,白术 15g,当归 12g,甘草 6g,党参 10g,茯苓 10g。

功效:健脾养胃,益气利湿。

主治:恶性胸腔积液脾虚水饮内停证。

[张凤宇．中药联合胸腔内置管腔内化疗治疗恶性胸腔积液 20 例．中国中医急症,2010,19(4):685～687]

(4)宗武三验方

药物组成:茯苓 15g,白术 10g,木香 6g,桑白皮 20g,葶苈子 20g,大腹皮 15g,厚朴 10g,泽兰 30g,防己 15g,桃仁 10g,桂枝 5g,冬瓜仁 10g。

功效:温中健脾,行气利水。

主治:结核胸腔积液脾虚水停证。

加减:寒热往来者,加柴胡、黄芩;胸胁痛甚者,加瓜蒌、郁金、三七;胸水多者,重用桑白皮、葶苈子至 30g;咳嗽甚者,加杏仁、桔梗、百部;肢冷便溏者,加干姜、肉桂;阴虚明显者,加沙参、麦冬、青蒿、地骨皮;气虚者,加炙黄芪、党参;胃脘胀满、纳差者,加草果、薏苡仁。

[宗武三.消水实脾饮治疗结核胸腔积液的疗效观察.中华实用中西医杂志,2008,21(20):1558～1560]

大医有话说

悬饮的形成不外乎内外二因,外因寒邪袭肺,饮邪流胁,悬结不散;寒湿浸渍,由表及里,困遏脾胃运化功能,水湿聚而成饮。内因脾胃受损、中州失运、湿聚成饮;或脾肾阳虚,水液失于输化,停聚为饮。总因肺脾肾功能失调,三焦不利,气道闭塞,津液停于胸胁致病。脾虚水停,气机不利为其基本病机之一。胸腔积液很多是由于恶性肿瘤所引起,肿瘤患者一般都接受过手术、放化疗,此类治疗皆可耗气伤阴,损伤气血;又由于损伤了脏腑功能,尤其脾、胃、肝、肾等脏器的功能,使气血化生的先天、后天之源枯竭。从中医治疗整体观来说,在治疗肿瘤时除用祛邪药物攻伐局部肿瘤外,必须注意整体功能的维护,特别是调补脾胃,以保后天之本。调整患者的全身状况,增强机体的抗病能力,以期扶正祛邪之功。老年恶性胸腔积液患者肺气本虚,久病及母,致脾肺两虚,脾失健运,肺虚不能通调水道,均使津液内聚,停于胁下为饮。因此,治疗上应补气养血、滋补肝肾、健脾和胃。治疗重用黄芪健脾益气利水,胸水消得更快,用量至 60g 能明显提高自然杀伤细胞活性。现代药理研究表明,扶正类中药有增强免疫、保护骨髓功能,可促进或诱导干扰素产生。

大医之法四:活血利水方

搜索

(1)马战平验方

药物组成:生黄芪 45g,泽泻、瓜蒌皮、益母草、泽兰叶各 30g,葶苈子、白芥子各 10g,茯苓、桑白皮、枳壳、桃仁、川椒目各 10g,乌药、桂枝各 6g。

功效:活血利水消饮。

主治:渗出性胸膜炎饮停胸胁,水瘀内阻。

加减:若气虚者,可用生黄芪至 60g,另加党参 15g;五心烦热、盗汗者,加龟板、生地各 15g,生牡蛎 30g;痰黄黏稠者,加金银花 15g、鱼腥草 30g、炙枇杷叶 10g。

[马战平,等. 悬饮汤配合抗痨药治疗结核性渗出性胸膜炎 40 例. 陕西中医,2002,23(10):867~868]

(2)龙鑫验方

药物组成:茯苓 12g,桂枝 9g,白术 9g,甘草 6g,赤芍 18g,当归 12g,莪术 15g,丹参 20g。

功效:活血化瘀,行气利水。

主治:恶性胸腔积液湿瘀互结证。

[龙鑫,等. 苓桂术甘汤加减并胸腔内灌注鸦胆子油乳剂治疗恶性胸腔积液 48 例疗效观察. 中华现代中医学杂志,2010,6(4):233~234]

(3)李艺验方

药物组成:苍术 15g,白术 30g,茯苓 20g,泽泻 30g,猪苓 20g,大腹皮 20g,桂枝 10g,甲珠 10g,椒目 15g,黑丑末 5g(兑服)。

功效:健脾利湿,活血逐水。

主治:恶性胸腔积液血瘀水停证。

加减:若兼有气阴两虚者,加石斛 20g,沙参 30g;兼有脾肾两虚者,加巴戟天 15g,肉桂末 5g(兑服)。

[李艺,等．李斯文教授活血逐水法治疗恶性胸腔积液经验拾隅．光明中医,2009,24(8):1443～1444]

(4)王谦信验方

药物组成:黄芪30g,川椒目10g,丹参15g,川芎12g,红花10g,水蛭粉3g(冲服),细辛6g,生姜3片,桔梗10g,麻黄10g,桂枝10g,青皮10g,甘草3g,葶苈子12g。

功效:活血祛瘀,化饮逐水。

主治:结核性胸腔积液瘀血水阻证。

加减:气虚症状明显,伴面色萎黄、气短懒言者,加党参15g;五心烦热者,加麦冬10g、生地15g;盗汗者,加牡蛎30g、浮小麦15g;发热咳嗽、咯痰黄稠者,加金银花15g、前胡10g;胸痛者,加延胡索10g、川楝子15g。

[王谦信,等．中西医结合治疗结核性胸腔积液32例．江西中医药,2009,40(324):63～64]

大医有话说

《血证论》云:"内有瘀血,则阻碍气道,不得升降,是以壅而为咳,气壅即水壅,气即是水故也。水壅即为痰饮,痰饮为瘀血所阻,则益冲犯肺经……是以倚息不得卧也。"《灵枢·百疾始生》曰:"凝血蕴里而不散,津液涩渗,著而不去,而积成矣。"张仲景《金匮要略·水气病脉证并治》谓:"经为血,血不利则为水,名曰血分。"血分指因血而病水,水分指水病而及血,指出了水血为病,瘀可致水,久瘀而成积的机制。活血祛瘀、化饮逐水方能防止或减少胸腔积液及其胸膜增厚的发生。恶性胸腔积液易引起胸膜肥厚或形成包裹性积液,其机制主要是胸腔积液中大量的纤维蛋白沉积于胸膜上,形成胸膜肥厚,从而影响胸腔积液的吸收。药理研究证实丹参、红花能提高纤维蛋白溶解酶活性,促进纤溶酶原转变为纤溶酶,引起纤溶,从而阻止纤维蛋白沉积胸腔,防止胸膜粘连的形成。另外,丹参、桃仁能提高机体免疫功能,有利于吞噬细胞清除免疫复合物,降低毛细血管通透性,降低血液黏稠度,改善微循环。亦可促进胸膜炎症吸收,减少渗出,防止胸膜肥厚粘连。活血化瘀利水,在用药上很少选用三棱、莪术等破血之品,多选用丹参、赤芍、白芍、郁金等平和之药,活血不伤正,养血不滞血,祛瘀生新,使血脉通利而胸水逐渐消退。

大医之法五：滋阴清热方

搜索

(1)格日乐验方

药物组成：百部 24g，黄精 15g，黄柏 9g，板蓝根 15g，当归 12g，贝母 9g，桔梗 9g，生甘草 6g，山豆根 12g，金银花 18g，茯苓皮 30g，车前子 30g(包)，葶苈子 9g，炒麦芽 18g。

功效：滋阴润肺，清热利水。

主治：胸腔积液阴虚内热证。

加减：若胁痛甚者，加香附、郁金、川楝子、元胡；若胸膜肥厚者，加川芎、赤芍、桃仁、莪术、鳖甲；若胸膜粘连者，加昆布、海藻；气虚明显者，加用党参、黄芪。

[格日乐．中医治疗难治性胸水 26 例临床疗效观察．内蒙古中医药，2003，(6)：11]

(2)吕宇克验方

药物组成：桑白皮 30g，瓜蒌皮 21g，黄芪、白花蛇舌草、半枝莲、龙葵、赤芍、郁金、泽泻、茯苓、炒米仁、炙鸡内金各 15g，炙葶苈子 12g，生白术 9g，当归 3g，浙贝母、甘草各 6g，大枣 10 枚。

功效：宣肺化饮，益气健脾，扶正抗癌。

主治：肺癌术后胸腔积液阴虚饮停证。

[吕宇克，等．周维顺治疗恶性胸水经验撷要．山西中医，2010，26(9)：4～5]

(3)刘铭秋验方

药物组成：沙参 12g，麦冬 15g，天花粉 15g，生地 15g，葶苈子 12g，白芥子 12g，紫苏子 12g，五味子 3g，杏仁 12g，地龙 15g。

功效：滋阴去饮。

主治：恶性胸腔积液肺肾阴亏证。

［刘铭秋，等．中西医结合治疗恶性胸腔积液58例．实用中医药杂志，2009，25(12)：816～817］

(4)陈子昂验方

药物组成：沙参12g，玉竹15g，麦门冬10g，桑白皮10g，地骨皮10g，天花粉15g，白芍药10g，橘红3g，川贝母5g，银柴胡6g，桑叶8g，生扁豆12g，甘草8g。

功效：滋阴清热。

主治：结核性渗出性胸膜炎阴虚内热证。

加减：潮热，加鳖甲(先煎)18g、胡黄连8g；咳嗽，加百部9g、紫菀8g；胸部闷痛，加瓜蒌皮12g、枳壳9g、郁金9g；兼气虚、神疲、气短易汗、面色黄白，加太子参12g、黄芪12g、五味子6g。

［陈子昂，等．中西医结合治疗结核性渗出性胸膜炎82例临床观察．河北中医，2005，27(4)：284～286］

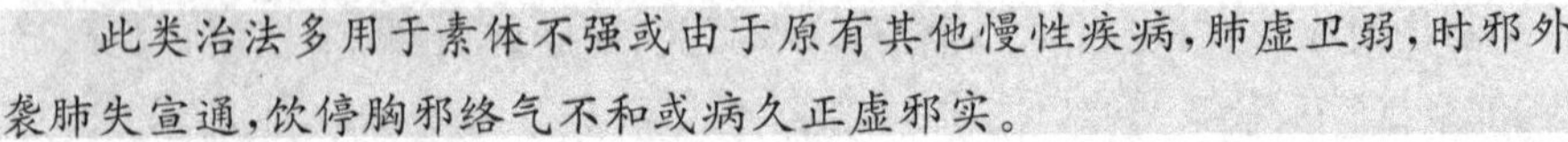

此类治法多用于素体不强或由于原有其他慢性疾病，肺虚卫弱，时邪外袭肺失宣通，饮停胸邪络气不和或病久正虚邪实。

第13章 呼吸衰竭很危险，这些名方显身手

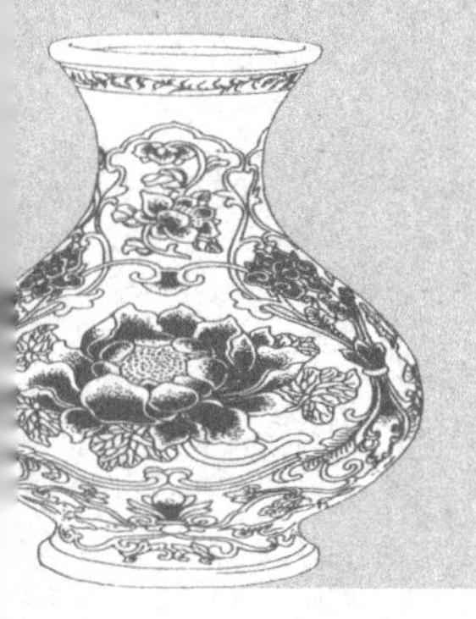

呼吸衰竭是各种原因引起的肺通气和（或）换气功能严重障碍，以致不能进行有效的气体交换，导致缺氧伴（或不伴）二氧化碳潴留，从而引起一系列生理功能和代谢紊乱的临床综合征。动脉血氧分压（PaO_2）低于8kPa(60mmHg)，或伴有二氧化碳分压（$PaCO_2$）高于6.65kPa(50mmHg)，即为呼吸衰竭（简称呼衰）。呼吸衰竭是内科常见的急、重证之一，文献报道死亡率为10%~60%，其预后与能否早期诊断、合理治疗有密切的关系。

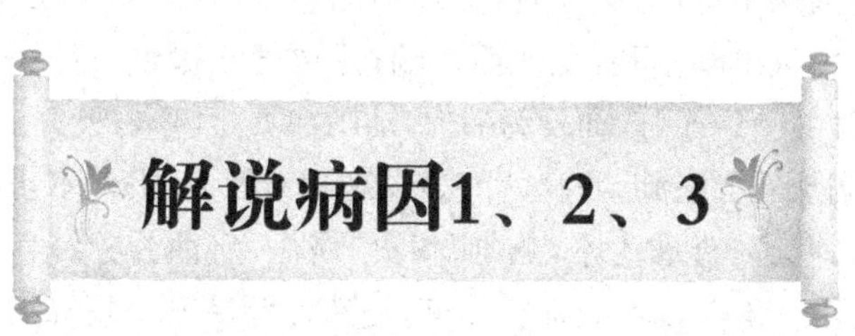

解说病因1、2、3

呼吸衰竭的主要临床表现是呼吸困难、紫绀等，属于中医学喘、闭、脱等危急重证范畴。

呼吸衰竭常由多种疾患引起，其病因亦极为复杂，常见病因有毒热内陷、败血停凝、痰阻气道、肺脾肾虚。

1. 毒热内陷

如春温、暑温、痢疾、痈疽疔毒等，因毒热过盛，正不胜邪，易致温毒内陷，毒热酿痰，上干于肺，肺失肃降，而发喘促。

2. 败血停凝

严重跌仆损伤、沸水烫伤、火焰烧伤，以及产后等，均可导致瘀血留滞，气机逆乱，上干于肺，可致喘促。

3. 痰阻气道

凡急慢性疾患影响于肺，致肺气受阻，气津失布，津凝痰生，阻遏气道，气机不利，肃降失常，常为喘促发生的重要原因。

4. 肺脾肾虚

为发生慢性呼吸衰竭的重要病因基础。

(1)久咳久喘、久患痨瘵、肺胀，或痰饮久羁，或水饮内停，皆能进一步伤及肺气，肺气虚衰，气失所主，而发生喘促，气不得续；肺气不足，血行不畅，又可导致气虚血瘀，而发生心悸气短，面唇青紫等症。

(2)脾虚失运，聚湿生痰，上凌于肺，或久咳、久喘，肺病不愈，影响及脾，脾虚失运，酿湿生痰，上干于肺，肺为痰壅，不得肃降，均可出现喘促、紫绀等症。

(3)肺脾久病不愈，穷必及肾，肾虚不能制水，则水湿停聚而成痰饮，痰饮上泛于肺，肺气肃降不利，上逆而作喘；肾司气之摄纳，肾元不固，摄纳失常，则气不归元，上逆于肺，而发为喘促，动则加重，且呼多吸少。

本病证病位主要在肺，与脾、肾密切相关，涉及心、肝。本虚标实是其基本病机特征，肺、脾、肾虚为本，热毒、痰火、瘀血、痰浊为标。急性者常以标实为主，慢性者一般多以本虚标实并见，复感外邪后又呈现标实的见症为主(图 25)。

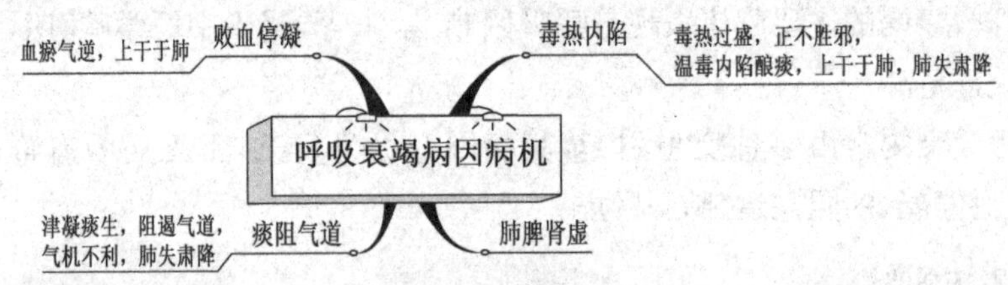

图 25　呼吸衰竭的病因病机

中医治病，先要辨证

1. 热毒犯肺证

喘促胸闷、高热面赤，口渴唇燥，便结溺赤，烦躁或谵妄。舌红苔黄，脉数有力。治宜清热解毒，泻肺利气。方选黄连解毒汤合泻白散加减。黄连、黄柏、大黄、甘草、芦根、葶苈子、桑白皮、杏仁、冬瓜仁。热毒重者，加金银花、连翘、鸭跖草等，以加强清热解毒之功；喘甚痰多，加鲜竹沥、胆星、瓜蒌等，以清化痰热；热伤气阴，加人参、麦门冬、生地等，益气养阴以助祛邪；热盛动风，肢体抽搐，角弓反张，加羚羊角、钩藤、全蝎、蜈蚣等，以平肝熄风止痉；神昏谵语，加犀角、生地、丹皮、玄参等凉血清营，并可选加牛黄丸，以清热解毒开窍。

2. 痰火壅肺证

高热神昏面赤，喘促气急，痰声拽锯，抬肩掀胸，鼻煽，烦躁，时有抽搐，舌红绛，苔黄厚，脉洪滑数。治宜清热泻火，逐痰泻壅。方选礞石滚痰丸加减。礞石、沉香、黄芩、大黄、滑石、石膏、连翘、葶苈子、贝母、桑白皮、杏仁。舌质光绛而紫赤，为热盛伤阴，加生地、麦冬、玄参清热滋阴；神昏谵语，加安宫牛黄丸、至宝丹，清心化痰开窍；抽搐加山羊角、僵蚕、蜈蚣、全蝎，凉肝熄风。

3. 腑结肺痹证

喘促气粗，胸满抬肩，高热不退，烦躁不安，腹满便结，小便短赤，舌质红，苔黄燥，脉洪数。治宜通下救肺，釜底抽薪。方选宣白承气汤加减。石膏、杏仁、瓜蒌皮、大黄、芒硝、桑白皮。喘甚者，加葶苈子、枳实，以泻肺除壅；热毒炽盛者，加知母、黄芩，以加强泻火解毒。

4. 气阴两竭证

呼吸微弱，间断不续，或叹气样呼吸，时有抽搐，神志昏沉，精神萎靡，汗出如洗，舌红无苔，或光绛而紫赤，脉细微而数，或散或芤。治宜益气救阴防脱。方选生脉散加味。人参、麦冬、五味子、生地、山萸肉。汗多不敛者，加龙骨、牡蛎；暴喘下脱、肢厥滑泻者，加服黑锡丹；阴竭阳脱者，加附子、肉桂，急救回阳。

5. 痰瘀阻肺证

喘促气逆，发绀，喉间痰鸣，神志恍惚，或嗜睡昏迷，谵妄躁扰，或抽搐。舌质黯或紫黯，苔浊腻，脉滑或滑数。治宜涤痰祛瘀，开窍醒神。方选涤痰汤加减。法半夏、茯苓、橘红、胆星、竹茹、枳实、菖蒲、郁金、桃仁、赤芍、丹参。痰瘀化热，蒙闭心窍，昏迷谵妄，加用至宝丹或安宫牛黄丸，以豁痰清心开窍；化火动风、抽搐，加山羊角或羚羊角、僵蚕、全蝎，以凉肝熄风止痉。

6. 水凌心肺证

喘咳气逆倚息难以平卧，心悸，咯痰稀白，面目肢体浮肿，怯寒肢冷，小便量少，面唇青紫，舌胖黯，苔白滑，脉沉细。治宜温阳利水，泻壅平喘。方选真武汤加减。制附子、桂枝、干姜、白术、茯苓、车前子、泽泻、葶苈子、益母草。肿势盛，加沉香、黑丑、白丑，行气逐水；发绀明显，加泽兰、红花、桃仁，以活血祛瘀。若水泛阳损及阴，见水肿、五心烦热、口苦而干、舌红黯、脉沉弦细数，治宜温阳益阴利水，以生脉散合五苓散及济生肾气丸加减。

7. 喘脱症

喘促加剧，或状若抽泣，呼吸时停时续，或突然痰鸣暴喘，唇黑鼻煽，额汗如珠，体温骤降(36℃以下)，血压下降，神昏肢厥，脉散乱或沉微欲绝。治宜扶阳固脱。方选人参四逆汤加减。附子、干姜、炙甘草、人参、肉桂。汗多，加煅龙骨、煅牡蛎，敛汗固脱；发绀明显者，加丹参、川芎；暴喘下脱、肢厥滑泻者，加黑锡丹(图 26)。

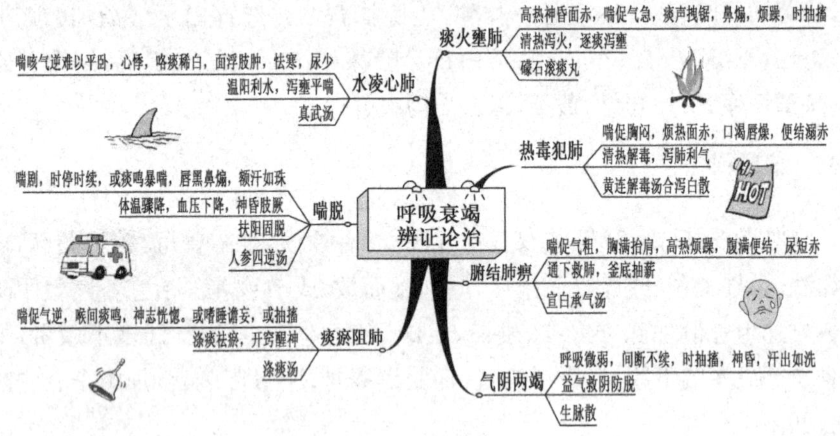

图 26 呼吸衰竭的辨证论治

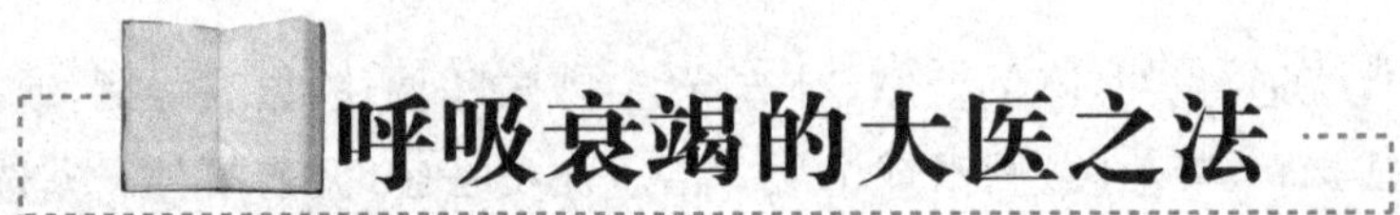

呼吸衰竭的大医之法

大医之法一：化痰祛瘀方

搜索

(1)李瑞兰验方

药物组成：丹参、全瓜蒌、桑白皮各 30g，赤芍 12g，当归、桃仁、杏仁、苏子、陈皮、莱菔子各 10g。

功效：化痰祛瘀，降气平喘。

主治:呼吸衰竭痰浊壅肺证。

加减:痰热壅肺,加黄芩10g、鱼腥草30g;气虚,加人参10g、黄芪30g;阴虚,加沙参20g、麦冬10g;阳虚,加熟附子(先煎)15g;痰浊闭窍,加胆南星、石菖蒲、郁金各10g。

[李瑞兰,等.化痰祛瘀法治疗慢性呼吸衰竭50例.陕西中医,1994,15(4):146～147]

(2)裴红霞验方

药物组成:陈皮15g,半夏15g,茯苓15g,枳壳10g,紫苏子10g,莱菔子10g。

功效:理气化痰。

主治:呼吸衰竭痰浊阻肺证。

[裴红霞,等.中西医结合治疗慢性阻塞性肺疾病急性发作期呼吸衰竭120例临床观察.中国医药导报,2010,7(24):81～82]

(3)陈一周验方

药物组成:当归9g,熟地黄10g,党参9g,半夏9g,白术6g,茯苓6g,陈皮6g,炙甘草3g。

功效:滋养肺肾,益气健脾,止咳化痰。

主治:呼吸衰竭气虚痰瘀内阻证。

加减:气急、喘促重者,加用炙麻黄6g、葶苈子9g、地龙9g;痰黄者,加用黄芩9g、鱼腥草9g;合并瘀血重者,加用丹参9g、桃仁9g。

[陈一周,等.金水化痰方配合无创机械通气在慢性阻塞性肺疾病伴Ⅱ型呼吸衰竭中的应用.中国中医急症,2010,19(8):1284～1285]

(4)张元兵验方

药物组成:葶苈子15～30g,青皮10～15g,广陈皮10～15g,半夏10～15g,川红花6～10g,炒枳实10～15g,川厚朴10～15g,生大黄10g。

功效:化痰泻浊通腑。

主治:呼吸衰竭痰瘀伏肺证。

加减:外感风寒者,加生麻黄10g、紫苏叶10g或桂枝10g;痰瘀化热明显者,加黄芩10g、金荞麦根30g、生石膏30g(打碎,先煎);气阳亏虚者,加生黄芪 30g、熟附片 10g；气阴不足者，加党参 10g、麦门冬 10g、五味子 10g。

[张元兵，等．“肺与大肠相表里”理论在慢性阻塞性肺疾病急性发作期的应用．江西中医药，2000，31(8)：15～17]

(5)傅大海验方

药物组成：炙麻黄 9g，五味子 6g，地龙、丹参、葶苈子、南沙参、黄芪各 20g，桃仁 15g，全蝎、水蛭、土元、风化硝各 3g。

功效：活血化瘀通络。

主治：呼吸衰竭痰浊阻络证。

加减：热盛者，加黄芩 10g、鱼腥草 30g；阳虚水泛者，加制附片 9g、桂枝 6g、车前草 20g。

[傅大海，等．化瘀祛痰泻肺法配合抗生素治疗慢性呼吸衰竭 50 例. 陕西中医，2003，24(10)：867～868]

(6)周喜忠验方

药物组成：当归、赤芍、川芎、丹皮、桃仁、杏仁、桔梗各 10g，鸡血藤 12g，鱼腥草 30g。

功效：活血化瘀。

主治：呼吸衰竭瘀血阻络证。

加减：脾气虚，加黄芪、党参；阴虚，加沙参、麦冬；脾虚，加山药、白术、茯苓；水肿，加冬瓜皮、五加皮。

[周喜忠．通活汤治疗呼吸衰竭 48 例．中医药信息，2000，2：22]

大医有话说

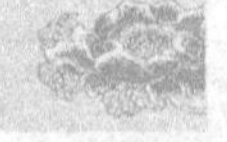

呼吸衰竭以宿喘为病变基础，多因久病肺虚，痰瘀滞留，复感外邪，诱其发作或加剧。其病机为本虚标实，气阴亏虚为其本，痰瘀内阻为其标。病位多在肺、脾、肾三脏。其临床证候错综复杂，以咳、痰、喘、悸、肿为其主要临床表现。病由痰浊壅塞，肺失治节，肺气失畅，肺病及心，心脉瘀滞，故见喘促、痰鸣，唇紫舌绀，若痰瘀蒙蔽清窍，则可见神志恍惚、嗜睡甚至昏迷不醒。因此，化痰祛瘀、降气平喘以宣肺气乃是治疗的当务之急，化痰平喘能够增加肺的通气量，活血祛瘀可以改善肺循环。现代药理研究表明，活血化瘀药能改善微循环及心功能，抑制病原微生物，并减轻炎性反应，例如水蛭、土元，能扩张毛细血管、解除小动脉痉挛、降低血液黏度、改善微循环；动物试验证明丹参可以保护血管内皮细胞，抑制白细胞与血管内皮细胞的黏附改善血流速度，中、重度呼吸衰竭呼吸肌疲劳较重，参麦注射液具有增强肌肉收缩力、恢复膈肌功能的作用，而现代医学研究证实清热解毒、活血化瘀的中药具有消炎、抑菌作用，同时还有降解、廓清细菌内毒素的功能，与抗生素联用具有“菌毒并治”的独特疗效，解决了单用抗生素治疗“只杀菌不解毒”的难题。活血化瘀可扩张周围血管及肺动静脉，减少回心血量，降低肺动脉压，减轻右心负荷，控制或预防肺心病的形成和发展，还对心、脑、肾等生命器官的微循环有良好作用，阻止机体继发性病理演变，降低了病死率。此法能够较好地改善患者的呼吸功能，改善临床症状。本病本虚标实，治疗应注意攻伐，切忌太过，如心衰时的水肿，切勿单用大量利尿之品，而应以化痰祛瘀为主，酌加少量利尿剂，此时水肿更易消退。

大医之法二：温阳益气方

搜索

(1)吴建英验方

药物组成：制附片(另包，先煎1小时)、干姜、茯苓各30g，法夏、广陈皮、炙麻黄、丹参各15g，北细辛6g，桂枝20g，杭芍、地龙各10g。

功效：温化开提祛瘀。

主治：呼吸衰竭肺肾气虚、寒饮犯肺证。

[吴建英，等．温化开提祛瘀法治疗肺心病合并呼吸功能衰竭41例.陕西中医，2003，24(4)：294～295]

(2)刘宏敏验方

药物组成：法半夏15g，橘红15g，茯苓12g，杏仁15g，薏苡仁30g，厚朴15g，苏子12g，桔梗12g，干姜12g，细辛3g，丹参30g，炙甘草6g。

功效：燥湿化痰，活血化瘀，温肺益气。

主治：呼吸衰竭痰湿瘀毒兼阳气欲脱型。

加减：若腹胀便溏、食欲不振，加焦三仙各15g、苍术10g，以和胃健脾；神志昏蒙、嗜睡者，加郁金 10g、菖蒲 10g 及苏合香丸 1 丸（鼻饲），每日 2 次以芳香开窍。同时静脉点滴 5%葡萄糖注射液 200ml 加参附注射液 50ml，每日 1 次，10～15 天为 1 疗程，以回阳固脱。

［刘宏敏，等．中西医结合治疗慢性阻塞性肺病呼吸衰竭 52 例分析. 中医药学刊，2003，21(12)：2123，2133］

(3)薛华验方

药物组成：制附子、麻黄各 6g，炒白术、桑白皮、大腹皮、陈皮、半夏、苏子、杏仁、川贝、当归、赤芍、川芎、黄芩各 10g，党参 20g，鱼腥草 30g。

功效：健脾温肾，清肺化痰，利水行瘀。

主治：阳虚水泛，水气凌心，多见于呼吸衰竭合并心功能不全。

［薛华．辨证治疗慢性呼吸衰竭 31 例．浙江中医杂志，1996，10：449～450］

大医有话说

此类治法主要用于喘咳日久，肺、脾、肾虚，阳衰阴盛，水气不化，气水上逆，射肺凌心，为慢性呼吸衰竭的重要原因。故温阳益气利水有利于呼吸困难的减轻和病情的改善。选药如制附子、桂枝、黄芪、茯苓、白术、生姜、泽泻等。此法与祛痰行瘀法配合应用，有利于提高疗效。经此治疗，阳气渐复，水湿得化，症状可渐趋缓解。

大医之法三：清热平喘方

搜索

(1)刘宏敏验方

药物组成：鱼腥草 20g，金银花 15g，连翘 12g，黄芩 10g，川贝母 10g，法半夏 15g，茯苓 12g，橘红 15g，桃仁 12g，丹参 30g，麦冬 15g，五味子 12g，南北沙参各 15g。

功效：清热化痰，活血化瘀，益气养阴。

主治：呼吸衰竭痰热瘀毒兼气阴两虚型。

加减：若大便干结、腑气不通，加川军12g、瓜蒌仁10g，以通腑泻热；痰热上蒙清窍、热毒内陷营血见各种出血倾向者，去桃仁、丹参，加生地20g、丹皮12g、白茅根20g，以凉血、止血。同时静脉点滴5%葡萄糖注射液200ml加生脉注射液50ml，每天1次，10～15天为1疗程，以益气养阴。

[刘宏敏，等．中西医结合治疗慢性阻塞性肺病呼吸衰竭52例分析，中医药学刊，2003，21(12)：2123，2133]

(2)裴红霞验方

药物组成：桑白皮15g，石膏30g，贝母10g，瓜蒌15g，栀子10g，知母10g，鱼腥草20g。

功效：清热化痰。

主治：呼吸衰竭痰热蕴肺证。

[裴红霞，等．中西医结合治疗慢性阻塞性肺疾病急性发作期呼吸衰竭120例临床观察．中国医药导报，2010，7(24)：81～82]

(3)宋伟茹验方

药物组成：炙麻黄10g，杏仁10g，生石膏30g(先煎)，地龙10g，银花30g，连翘30g，黄芩10g，甘草10g。

功效：宣肺平喘，清热化痰。

主治：呼吸衰竭邪热壅肺型。

[宋伟茹．中医辨证治疗呼吸衰竭重症之我见．天津中医，2000，17(2)：47]

大医有话说

本类治法多用于患者病久正气虚弱，因外感诱发，伴咳吐少量黄白黏痰，以邪实为主要矛盾，邪热壅肺，肺气郁闭，失于宣降为主要病理变化。在西药常规抗炎解痉平喘兴奋呼吸中枢同时，给予中药清热平喘，宣泄肺经郁热，中西医结合疗效明显优于单用西药者。现代药理研究，中药的清热解毒之品银花、连翘、黄芩等有广谱抗菌、抑菌、抗病毒作用，地龙可解痉抗过敏。对病史较长，长期反复应用抗生素，药物敏感性下降的慢性肺系疾患急性发作,以中药与西药抗炎解痉平喘及呼吸兴奋剂共用,既可有效地控制感染,尽快解除气道痉挛,降低层流阻力及涡流阻气,使气道通畅;又可降低呼吸氧耗量,减少呼吸肌疲劳,有利于纠正缺氧及高碳酸血症。

大医之法四:培土生金方

搜索

(1)蒙定水验方

药物组成:红参 10g,白术 12g,茯苓 12g,炙甘草 6g,黄芪 15g,胡桃肉 20g。先煎红参至 100ml,余药浓煎至 200ml,混合一起,分 3 次口服。

功效:健脾补气益肾。

主治:呼吸衰竭肺脾肾虚证。

[蒙定水.加味四君子汤治疗慢性呼吸衰竭失代偿期 66 例.广西医学,199,21(4):649～652]

(2)翁燕娜验方

药物组成:红参 20g,白术、茯苓、麦冬各 15g,桑白皮、黄芪各 10g。

功效:健脾益肺。

主治:呼吸衰竭肺脾两虚证。

备注:治疗同时加以双侧足三里电针治疗。电针双侧足三里穴位,每日 2 次,每次 30 分钟。疗程为 2 周。

[翁燕娜,等.健脾益肺冲剂治疗慢性阻塞性肺疾病呼吸衰竭疗效观察.陕西中医,2009,30(12):1578～1579]

(3)陶凯验方

药物组成:黄芪 15～30g,党参 15g,云苓、白术、陈皮、川贝、杏仁、当归各 9g,半夏 9～12g,生熟地 15～30g,鹅管石 30g,枸杞 12g,甘草 3g。

功效:培补肺肾,健脾化痰。

主治:呼吸衰竭肺肾气虚型,多见于慢性呼吸衰竭缓解期或有发作但较轻时。

[陶凯.呼吸衰竭临证治要.北京中医,1993,3:18]

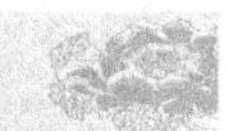

大医有话说

肺主气、司呼吸，肾居下焦，为气之根，主纳气。若久咳不愈，耗伤肺气肺阴，肺虚而失其所主，故肺虚而喘，亦即《证治准绳》“肺虚则少气而喘”之意；若肺虚失其肃降，精微不布，“金不生水”，而损及肾脏，肾虚根本不固，纳气无权则见呼多吸少的喘证。由于人体的有机整体性及五脏六腑之间的滋生抑制关系，肺肾两虚必然会影响到脾脏的运化升精功能，脾的运化升精功能受损也势必伤及肺肾两脏。这种互为因果、恶性循环的病理状态，在慢性呼吸衰竭失代偿期对病情发展起着主导作用。此期病人既有气喘、呼多吸少、四肢不温、怯寒肢冷等肺肾两虚症状，又有面色无华、肌肉瘦削、纳呆腹胀等脾虚症状。如治疗时单纯调补肺肾，往往是肺肾未补，却见痰湿内生，因而水肿日显，饮食日趋减少。且土能生金，肺需脾胃之煦育方能发挥正常功能。脾胃不足，宗气虚弱，呼吸失利，气短不续，甚而上逆为喘，形成呼吸衰竭。脾主肌肉，脾胃虚则肌肉削。因此，健脾可加强肌肉的营养、减少呼吸肌蛋白的分解、减轻呼吸肌疲劳，从而有助于纠正呼衰。总之，呼吸衰竭与肺脾气虚的关系十分密切，因此全国名老中医江西中医学院洪广祥教授提出“见肺之病，当先实脾”。通过“补土生金”和“补益宗气”，延缓和控制呼吸肌疲劳的发生和发展，达到改善呼吸功能，纠正呼衰的目的。现代研究证实红参、黄芪、白术等药物能提高机体的免疫能力，加强网状内皮系统的吞噬功能，从而使机体的抵抗力得到增强；红参、黄芪等药物能兴奋中枢神经系统，提高心、脑、肾等重要器官的耐缺氧能力，而且能纠正心力衰竭，增加肾的灌流量，使心、脑、肾恢复自身功能，故临床表现为精神转佳、食欲增加、心音有力、水肿消退，血气分析结果为pH上升、二氧化碳分压下降、氧分压升高等。

第14章 看看中医怎么治疗肺源性心脏病

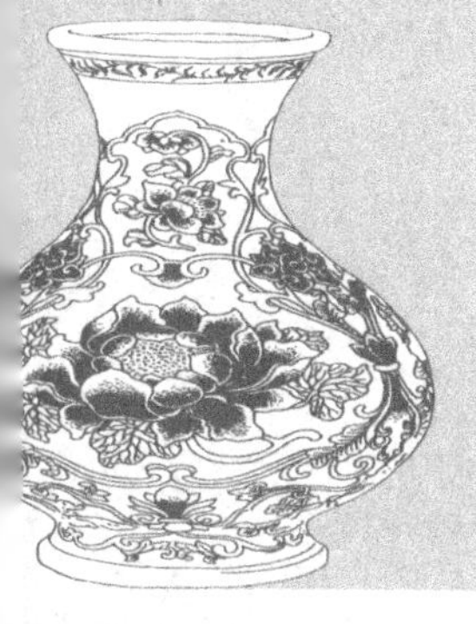

肺源性心脏病(简称肺心病)主要是由于支气管 肺组织或肺动脉血管病变所致肺动脉高压而引起的心脏病。根据起病缓急和病程长短，可分为急性和慢性两类，临床上以后者多见。慢性肺源性心脏病是由于慢性病变所致的肺循环阻力增加、肺动脉高压，进而使右心肥厚、扩大，甚至发生右心衰竭的心脏病。常见并发症有肺性脑病、酸碱失衡及电解质紊乱、心律失常、休克、消化道出血、弥漫性血管内凝血。本病在我国较为常见，根据国内近年的统计，肺心病平均患病率为0.41%~0.47%。患病年龄多在40岁以上，随着年龄增长而患病率增高。急性发作以冬、春季多见。急性呼吸道感染常为急性发作的诱因，常导致肺、心功能衰竭，病死率较高。本病属于中医学“肺胀”、“喘证”的范畴。

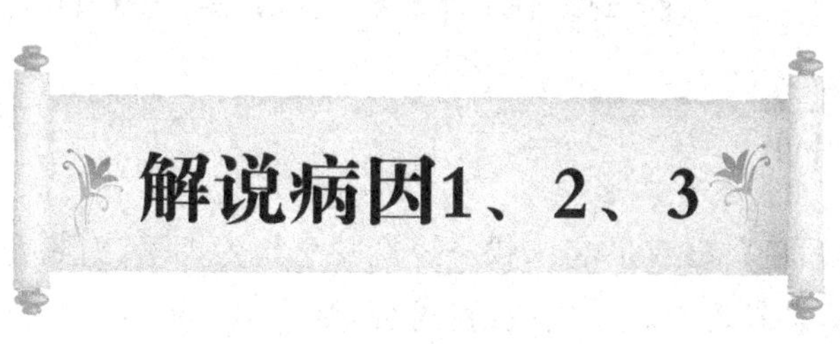

解说病因1、2、3

1. 久病肺虚

年老体虚，肺肾俱不足，体虚不能卫外是六淫反复乘袭的基础，感邪后正不胜邪而病益重，反复罹病而正更虚，如是循环不已，促使肺心病的形成。

2. 感受外邪

六淫乘袭既可导致久咳、久喘、久哮、支饮等病证的发生，又可诱发加重这些病证，反复乘袭，使它们反复迁延难愈，导致病机的转化，逐渐演化成肺胀。故感受外邪应为肺心病的病因。

总体来说肺心病的形成多由于久咳、久喘等慢性疾病反复发作，久病肺虚、痰瘀滞留迁延日久，或久病失治，或年老体衰、阳气亏虚、六淫之邪侵袭人体累及心肾而成。可见其病位首先在肺继而影响脾肾心，病理因素多为痰瘀。在肺心病的发展过程中，久病肺虚是肺心病形成的病理基础，而导致肺气胀满不能敛降，往往累及心、脾、肾三脏的功能失调，形成了痰浊、瘀血、水饮等病理性代谢产物，痰浊、水饮、瘀血又会进一步影响心、脾、肾的正常功能，从而加重病程进展，导致肺心病形成。正如《丹溪心法·咳嗽》说“肺胀而嗽，或左或右不得眠，此痰加瘀血碍气而病”（图 27）。

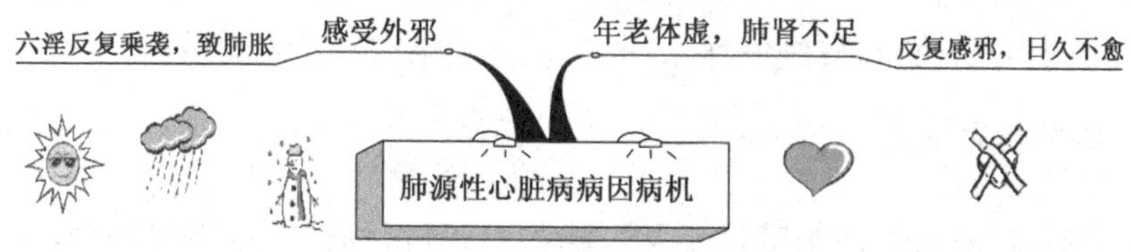

图 27　肺源性心脏病的病因病机

中医治病，先要辨证

1. 痰浊壅肺证

咳喘痰多，色白黏或呈泡沫状。短气喘息稍劳即著，时易汗出，形寒怕风，脘痞纳少，倦怠乏力。舌质淡，苔薄腻，脉小滑。治宜化痰降气，健脾益肺。方选苏子降气汤、三子养亲汤、六君子汤加减。痰多胸满不能平卧，加葶苈子；痰从寒化为饮、外感风寒诱发，加麻黄、桂枝、细辛、干姜；饮欲化热、烦躁而喘、脉浮，用小青龙汤加石膏汤。

2. 痰热郁肺证

咳逆喘息气粗，痰黄，黏白难咯。烦躁，胸满，或身热微恶寒，有汗或无汗，尿黄，便干，口渴。舌红，苔黄或黄腻，脉滑数。治宜清肺化痰，降气平喘。方选越婢汤加半夏汤、桑白皮汤加减。痰热内盛，痰黏不易咯吐，加鱼腥草、瓜蒌皮、海蛤粉、风化硝；痰鸣喘息、不得平卧，加射干、葶苈子；痰热伤津，口干舌燥，加花粉、知母、芦根，以生津润燥；阴伤而痰量已少者，酌减苦寒之味，加沙参、麦冬。

3. 痰蒙神窍证

咳逆喘促，神志恍惚，谵语、烦躁不安，撮空理线，表情淡漠，嗜睡，昏迷，或肢体瞤动，抽搐，咳痰不爽。舌质暗红或淡紫，苔白腻或淡黄腻，脉细滑数。治宜涤痰，开窍，熄风。方选涤痰汤另服安宫牛黄丸或至宝丹。痰热内盛，身热、烦躁、谵语、神昏、舌红苔黄者，加葶苈子、天竺黄、竹沥；肝风内动，抽搐，加钩藤、全蝎，另服羚羊角粉；血瘀明显、唇甲发绀，加丹参、红花、桃仁。皮肤出血、咯血、便血色鲜，加水牛角、生地、丹皮、紫珠草等。

4. 肺肾气虚证

呼吸浅短难续，动则喘促更甚。喘甚则张口抬肩，倚息不得平卧，声低气怯，咳嗽，痰白如沫，咯吐不利，胸闷，心慌，形寒汗出。舌淡或紫暗，脉沉细数无力，或有结代。治宜补肺纳肾，降气平喘。方选平喘固本汤、补肺汤加减。肺虚有寒，怕冷、舌质淡，加肉桂、干姜、钟乳石；低热、舌红苔少，加麦冬、玉竹、知母；若见喘脱危象，急加参附汤送服蛤蚧粉或黑锡丹。

5. 阳虚水泛证

喘咳上气，面目、下肢甚则一身悉肿。咳痰清稀，脘痞、纳少、尿少、怕冷、心悸、腹部胀满或有水，面唇青紫。舌胖质黯，苔白滑，脉沉细。治宜温肾健脾，化饮利水。方选真武汤合五苓散。水肿势剧，加沉香、黑白丑、万年青根；血瘀甚、发绀明显，加泽兰、红花、益母草(图 28)。

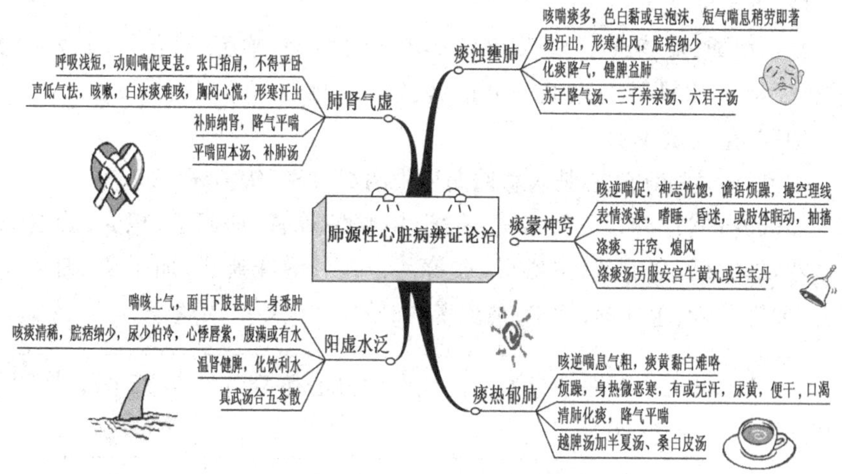

图 28　肺源性心脏病的辨证论治

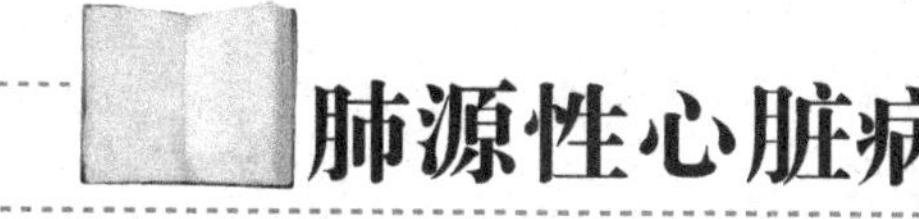

肺源性心脏病的大医之法

大医之法一：温阳益气利水方

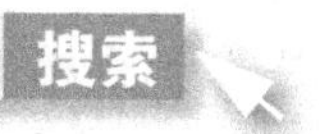

(1)唐增元验方

药物组成：红参 15g，熟附子 10～30g，茯苓 20g，川芎 20g，木瓜 10g，白术 15g,草果 10g,厚朴 10g,桂枝 6g。

功效:温阳益气,逐饮散寒。

主治:慢性肺源性心脏病急性发作肾虚痰阻证。

加减:痰浊甚者,加法半夏 10g、陈皮 10g;足胫浮肿、小便不利者,加益母草 15g;胸痛明显,加降香 6g;血瘀明显,加水蛭 10g。

[唐增元.中西医结合治疗慢性肺源性心脏病急性发作期疗效观察.实用中医药杂志,2006,22(12):750~751]

(2)苏干伸验方

药物组成:红参 10g,生黄芪 20g,五味子 10g,葶苈子(包)10g,炙麻黄 6g,杏仁 15g,川贝母 10g,僵蚕 10g,橘红 10g,桃仁 10g,炙甘草 5g。

功效:益气祛痰。

主治:慢性肺源性心脏病急性期气阳两虚,痰瘀伏肺证。

加减:咳重者,加百部、紫菀、枇杷叶;喘憋重者,加苏子、枳壳、旋复花;痰多者,加法夏、全瓜蒌;热盛者,加黄芪、知母;泡沫痰者,加干姜、细辛;汗多者,加生龙骨、生牡蛎、沙参;纳少者,加砂仁、炒谷芽、莱菔子。

[苏干伸.中西医结合治疗慢性肺源性心脏病急性期 55 例.临床和实验医学杂志,2007,6(8):144~145]

(3)闵军验方

药物组成:黄芪,熟附子,桂枝,茯苓,车前子,泽泻,桑白皮,白术,苡仁,当归,赤芍,丹参,黄芪,杏仁,细辛,苏子,炙甘草。

功效:益气纳肾,通阳利水,散寒蠲饮,活血通脉。

主治:肺心病急性发作期阳虚水泛证。

[闵军等.中西医结合治疗慢性肺心病 82 例临床分析.福建中医药,2000,31(5):16]

(4)曹昌霞验方

药物组成:淡附片 9g,桂枝 9g,茯苓 30g,白术 15g,猪苓 15g,泽泻 12g,生姜 6g,白芍 12g,甘草 6g。

功效:温阳化饮,健脾利水。

主治:慢性肺源性心脏病急性加重期阳虚水泛型。

加减：水气凌心者，加葶苈子6g、五加皮9g、防已12g，行气逐水。

[曹昌霞，等．中西医结合治疗慢性肺源性心脏病急性加重期的临床观察．青海医学院学报，2009，30(1)：56～59]

(5)程广里验方

药物组成：党参30g，麦冬10g，五加皮30～40g，桂枝10g，制附子10～20g(先煎半小时)，白术15g，茯苓18g，通草10g，瞿麦12g，远志12g，黄芪30g。

功效：养心健脾，温阳利水。

主治：慢性肺源性心脏病心脾肾阳虚证。

[程广里．中西医结合治疗慢性肺源性心脏病236例疗效观察．河北中医，1985，(4)：43～44]

大医有话说

肺心病最重要的病理生理特征是高血黏度及肺动脉高压。其主要原因是由于长期缺氧，缺氧时某些介质释放，使血管充血、水肿、痉挛；同时缺氧可使肺血管壁增厚，代偿性红细胞增多，血容量增加，血黏度和循环阻力增加，促使肺循环阻力增加，肺动脉压升高。持续的肺动脉升高，使右心室负荷加重，引起右心室肥大。肺心病的发病原因是久病及肺脾肾皆虚，肺肾不足则气血津液代谢障碍形成痰饮等，蕴于体内。且肺主气，肺气郁闭致肺循环阻力增加，血脉不利。水液正常代谢，依赖阳气温运气化。如脾阳不足，则运化水湿功能失职；如肾阳不足，则蒸腾气化功能减退，导致水液运行障碍，蓄积体内，泛滥于脏腑与躯体之间成为水肿、痰饮等证。《医宗必读》云："水虽制于脾，实则统于肾，肾本水脏，而元阳寓焉。命门火衰，既不能自制阴寒，又不能温养脾土，则阴不以阳而精化为水，故水肿之证多属火衰也。"在肺心病急性加重期即可见有水肿、痰鸣等，脾肾阳虚为本，瘀血痰浊上盛为标，治宜通阳利水或温肾行水。熟附子辛热，归心、肾、脾经，可回阳救逆、补火助阳，用于阳虚证。人参味甘性平，归肺、脾经，可补中益气，用于气虚证。两者配伍，具有温补心脾肾阳之功，兼可益气。药理研究证实，两药能缓解支气管平滑肌痉挛，提高缺氧及抗应激能力，提高动脉血氧分压和血氧饱和度，改善微循环。葶苈子辛、苦、寒，质轻味淡，功在开泄，上行入肺，利水消肿，泻肺平喘，治肺气壅塞而通水道，是一味泻肺平喘止咳除痰的良药，而非猛烈之品。多用于标实证，"肺之水气满急，非此不能除"，泻水既可从大便而去，又能制约附子等药的热性，使之温而不过，以"和"为原则。桂枝配茯苓一利一温，加强温化水湿作用。

大医之法二：益气养阴方

搜索

(1)徐玉华验方

药物组成：补骨脂，黄芪，党参，茯苓，川芎，红花，桃仁，丹参，桔梗，瓜蒌，杏仁，甘草，地龙，黄芩，陈皮，砂仁。

功效：补肾益气健脾，化瘀祛痰。

主治：肺心病缓解期气虚痰瘀证。

[徐玉华．中医治疗慢性肺心病缓解期 66 例观察．天津中医药学报，2000，19(2)：8]

(2)文传智验方

药物组成：太子参，麦冬，五味子，生地，葶苈子，车前子，茯苓，泽泻，威灵仙，仙鹤草。

功效：养阴利水。

主治：肺源性心脏病心力衰竭阴虚水泛证。

加减：热重，加瓜蒌壳、桑皮、黄芩、金银花、白茅根；瘀血，加桃仁、红花、丹参；大便秘结，加大黄、黄芩；肝肾阴虚重，加淫羊藿、菟丝子、天冬、山药；痰黏难咯，加桔梗、胆南星等。

[文传智，等．中西医结合治疗阴虚水泛型肺源性心脏病心力衰竭 45 例疗效观察．光明中医，2009，24(4)：710～711]

(3)曹昌霞验方

药物组成：红参 12g，蛤蚧 6g，苏子 9g，橘皮 6g，半夏 9g，当归 9g，前胡 12g，厚朴 9g，肉桂 6g，生姜 6g，甘草 6g。

功效：补肺纳肾，降气化痰。

主治：慢性肺源性心脏病急性加重期肺肾两虚型。

加减：肺肾气虚明显者，加黄芪30g、淡附片9g、紫河车9g，补益肺肾；肺肾阴虚者，加沙参12g、知母6g、麦冬12g，养阴清热。

[曹昌霞，等．中西医结合治疗慢性肺源性心脏病急性加重期的临床观察．青海医学院学报，2009，30(1)：56～59]

(4)姚红军验方

药物组成：人参8g，麦冬15g，五味子10g，半夏10g，陈皮12g，茯苓20g，乌梅6g，甘草6g。

功效：补气养阴，化痰平喘。

主治：慢性肺源性心脏病气阴两虚痰瘀阻络。

加减：痰浊阻肺，加厚朴12g、苏子12g、白术12g、前胡12g；痰热壅肺，加瓜蒌10g、杏仁12g、石膏20g、贝母10g；肺肾气虚，加黄芪20g、肉桂20g、熟地12g、紫菀12g；心脾肾阳虚，加赤芍15g、桂枝12g、猪苓12g、泽泻15g；痰蒙心窍，加枳实10g、竹茹15g、郁金12g、菖蒲12g、胆南星10g。

[姚红军．生脉二陈汤配合西药治疗慢性肺源性心脏病52例疗效观察．实用中西医结合临床，2009，9(1)：18～19]

大医有话说

气阴两虚是肺心病的发病基础，痰浊瘀血多在此基础上形成。现代研究也证实补气养阴类药物对心血管有保护作用，如黄芪具有强心、利尿，扩张冠状动脉、增加心肌收缩力、保护心肌细胞作用。黄芪中的皂苷能抑制心肌细胞膜上的Na^{+}-K^{+}-ATP酶，使ATP分解减少，钙泵运转失灵，使内流增加，在兴奋收缩耦联过程中Ca^{2+}与收缩蛋白结合，使得心肌收缩力增强；人参所含人参皂苷Rg_2能明显抑制缺氧缺糖心肌细胞内游离Ca^{2+}含量的升高，通过保护心肌细胞膜，防止细胞内Ca^{2+}超载，从而改善心功能。

临床中阳虚水泛多见，但阴虚水泛也有。阳气为水液代谢的动力，阴血为其物质基础，任何一方的偏衰都可以影响水液代谢，造成水湿停聚。由于久病，或热邪伤津，或阳病及阴，阳虚水停不循常道，使脏腑不能得到水湿濡养，形成阴虚水泛之证，可见于肺心病的全过程或某阶段，此时应以养阴利水为主，如单利水或温阳，尿量不多，反口渴咽干，痰黏难咯加重。

搜索

(1)李云平验方

药物组成:银花,连翘,黄芩,生大黄,鱼腥草,川贝母,葶苈子,桑白皮,丹参,川芎,桃仁,红花,益母草,党参,黄芪。

功效:清热解毒,化痰逐瘀,益气扶正。

主治:肺心病急性发作痰热壅肺证。

[李云平.中西医治疗肺心病58例临床观察.天津中医,2000,17(3):25~26]

(2)屠东升验方

药物组成:当归、连翘、黄芩、桔梗、赤芍、葶苈子、杏仁各9g,瓜蒌、丹参、麦冬、生石膏各15g,鱼腥草、蒲公英、银花各30g,麻黄、甘草各6g。

功效:清热化痰,平喘活血。

主治:慢性肺源性心脏病急性发作痰热蕴肺证。

[屠东升,等.中西医结合治疗慢性肺源性心脏病急性发作疗效观察.现代中西医结合杂志,2006,15(6):764~765]

(3)曹昌霞验方

药物组成:黄芩9g,桑白皮15g,桔梗9g,川贝母9g,知母6g,橘红6g,茯苓15g,炙麻黄6g,杏仁6g,生石膏30g,瓜蒌15g,甘草6g。

功效:宣肺泄热,降逆平喘。

主治:慢性肺源性心脏病急性加重期痰热郁肺型。

加减:热甚者,加鱼腥草15g、枇杷叶12g,清肺化痰;喘甚者,加葶苈子6g、白芥子6g、莱菔子6g,降气平喘;口苦口臭、大便秘结者,加大黄6g、厚朴6g、枳实6g,通腑泄热。

[曹昌霞,等.中西医结合治疗慢性肺源性心脏病急性加重期的临床观察.青海医学院学报,2009,30(1):56~59]

大医有话说

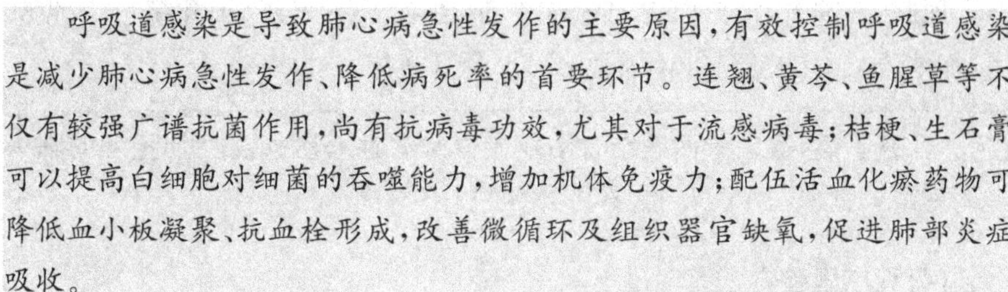
呼吸道感染是导致肺心病急性发作的主要原因，有效控制呼吸道感染是减少肺心病急性发作、降低病死率的首要环节。连翘、黄芩、鱼腥草等不仅有较强广谱抗菌作用，尚有抗病毒功效，尤其对于流感病毒；桔梗、生石膏可以提高白细胞对细菌的吞噬能力，增加机体免疫力；配伍活血化瘀药物可降低血小板凝聚、抗血栓形成，改善微循环及组织器官缺氧，促进肺部炎症吸收。

大医之法四：化痰祛瘀方

搜索

(1)陈斯宁验方

药物组成：葶苈子，桑白皮，全瓜蒌，半夏，杏仁，赤芍，丹参，桃仁，地龙，陈皮，甘草。

功效：理气化痰祛瘀。

主治：肺心病急性发作痰瘀交阻证。

[陈斯宁．自拟化痰汤合西药治疗肺源性心脏病急性期的疗效观察．广西中医药，2000，25(3)：7～9]

(2)魏连琴验方

药物组成：陈皮，半夏，胆星，竹茹，枳实，丹参，当归，红花，桃仁，赤芍，苏木，川芎，三七，甘草。

功效：涤痰化瘀。

主治：慢性肺心病急性发作期痰瘀阻肺证。

[魏连琴，等．涤痰化瘀法治疗慢性肺源性心脏病急性发作期临床观察．天津中医学院学报，2000，19(2)：9]

(3)曹昌霞验方

药物组成：葶苈子 6g，大枣 3 枚，桃仁 9g，红花 6g，当归 9g，熟地 12g，赤芍 9g，川芎 6g，甘草 6g。

功效:涤痰泻肺,活血化瘀。

主治:慢性肺源性心脏病急性加重期痰瘀阻肺证。

加减:痰甚者,加桑白皮 15g、陈皮 6g、茯苓 15g、半夏 9g,化痰止咳;喘甚者,加葶苈子 6g、白芥子 6g、莱菔子 6g,降气平喘。

[曹昌霞,等.中西医结合治疗慢性肺源性心脏病急性加重期的临床观察.青海医学院学报,2009,30(1):56~59]

(4)程广里验方

药物组成:党参 30g,麦冬 10g,五加皮 30g,当归 12g,丹参 12g,桃仁 12g,红花 12g,苏木 15g,鳖甲 30g(先煎半小时),黄芪 30g,远志 12g。

功效:养心活血化瘀。

主治:慢性肺源性心脏病瘀血证。

[程广里.中西医结合治疗慢性肺源性心脏病 236 例疗效观察.河北中医,1985,(4):43~44]

(5)杨昌宁验方

药物组成:鱼腥草 30g,太子参 20g,黄芪 15g,丹参 15g,益母草 15g,陈皮 10g,法半夏 10g,茯苓 10g,葶苈子 10g,桃仁 10g,车前子 10g。

功效:益气祛瘀,清肺化痰。

主治:慢性肺源性心脏病急性发作痰瘀互结证。

加减:痰热重,加黄芩、制南星;神志不清,加郁金、菖蒲;阴虚伤津,加麦冬、南沙参;脾虚,加百合、山药;肾阳虚,加胡桃肉、制附片。

[杨昌宁.中西医结合标本同治慢性肺源性心脏病急性发作 120 例疗效观察.中国当代医药,2009,16(6):172]

大医有话说

肺心病是多种慢性肺系疾病反复发作,迁延不愈,致肺脾肾三脏虚损,气血津液运行失常,聚而成痰或停而为饮或久病入络而成瘀血,痰瘀又可作为致病因素作用于机体,使脏腑功能进一步失常。所以主要的病理因素是痰瘀阻碍。《丹溪心法·咳嗽》:"肺胀而嗽,或左或右不得眠,此痰挟瘀血碍气而病。"活血化瘀类药物如丹参、川芎、红花、三七等,能降低血小板聚集功能、降低血液黏稠度、改善血液流变学、防治血栓形成。现代研究证实川芎中含川芎嗪，具有抗氧化作用，能减轻缺氧所产生的氧自由基对血管内皮细胞的损伤，抑制内皮细胞产生内皮素(ET)，改变ET和一氧化氮(NO)比例，阻止和延缓肺心病的发展，改善预后；川芎嗪还可降低纤维蛋白原、血小板颗粒膜蛋白、D-二聚体，从而改善肺心病血栓前状态。

大医之法五：温肺化饮散寒类方

搜索

曾勇验方

药物组成：炙麻黄6g，桂枝5g，细辛3g，法半夏15g，五味子10g，生姜5g，白芍15g，大枣10g，炙甘草10g。

功效：温肺化饮，解表散寒。

主治：慢性肺源性心脏病急性加重期寒饮伏肺证。

加减：喘重，加苏子10g、葶苈子10g；咳重痰多，加杏仁15g、川贝18g、瓜蒌15g、竹茹10g；肿甚，加车前子10g、云苓15g、泽泻15g；心悸甚者，加党参20g、柏子仁10g、远志10g。

[曾勇，等．中西医结合治疗慢性肺源性心脏病急性加重期的疗效观察．实用医学杂志，2007，23(9)：1423～1424]

大医有话说

此类患者素体肺脾虚，内有痰饮，复感风寒外邪。此时，单发汗解表则水饮不除，只蠲化水饮则外邪不解，唯有发汗蠲饮，内外合治，才能从根本上解除病邪。治疗多以小青龙汤加减，麻黄、桂枝，发汗解表，宣肺而解表邪，止咳喘，麻黄肃降肺气而利水，以助化里饮。“病痰饮者，当以温药和之”。用辛温的干姜、细辛温肺化饮，兼助麻、桂解表。然而，患者肺气上逆较为严重(咳喘)，纯用辛温之品，发散力强，既可以耗伤肺气，又能温燥伤津，针对这种情况，配伍酸收的五味子以敛肺气，甘酸的芍药养阴血。考虑到有痰多一症，当用半夏祛痰和胃散结。炙甘草益气和中，合芍药酸甘化阴以缓麻桂辛散太过，又能调和辛散酸收之性。